オールカラー
まるごと図解
呼吸の見かた

長尾大志

照林社

はじめに

　私が研修医になった20ウン年前、病棟でわからないことは上級医よりも看護師さんに教えていただくことが多かったように思います。実際、患者さんに近いところにおられる看護師の皆さんは、患者さん周りのことを何でも知っておられて、いつもやさしく、ときに厳しく？ ご指導をいただきました。

　その頃はまさか自分が看護師さん向けの書籍を書かせていただくことになろうとは夢にも思っていませんでしたが、「わからないことを知りたい、わかりやすく教えてほしい」というお気持ちは、以前の自分を思い出してみると本当によくわかります。

　当時の自分がなかなか質問しにくかったことは、「今さらこんなことを聞くの？」みたいな、基礎的な、でも、ちゃんと体系的に習う機会がなかったようなことがらでした。新人の看護師さんでしたら、そういうことがらはたくさんあるでしょうし、卒後数年、仕事には慣れてきたけど……という方でも、あるいはベテランの方でも、配属替えになったり、これまで何となく見過ごしてきた、ということもあったりで、意外にあるのかもしれません。

　そういったことがらとして看護師さんからよくご質問をいただくのが、呼吸器疾患のアセスメントに不可欠な、診察のやり方、胸部X線画像や動脈血ガスといった検査の見かたです。いろいろとご質問にお答えしているうちに、そういうことがらを芯から理解するためには、まず「呼吸とはどういうことか」「肺はどんなもので、何をしているのか」「病気になると、肺がどうなるのか」ということを理解していただくのが一番の早道である、ということがわかってきました。

　これまでに『エキスパートナース』さんで、聴診・胸部X線画像・血ガスと3本の特集記事を任せていただきました。これらはまさに上に挙げた、大切だけれどもあやふやになっていることも多いことがらで、これらをまとめた書籍をつくるにあたっては、最初に「呼吸のしくみ」を理解していただかなくてはならない、ということでPart 1を丸々書き下ろし、わかりやすい1冊になったのではないかと自負しています。

　「呼吸器内科の先生がいなくて(少なくて)、誰にも尋ねることができない」というお声をよく耳にします。この本が、少しでも多くの看護師さんのお役に立つことを念願しています。

2016年12月

長尾大志

CONTENTS

本書の特徴と活用法 iv

Part 1 呼吸のしくみ 1

　正常な呼吸 2
　低酸素血症 8

Part 2 呼吸アセスメントのしかた 11

　視診 のしかた 12
　触診 のしかた 14
　打診 のしかた 16
　聴診 のしかた 18
　　聴診のテクニック 27
　肺機能検査 の見かた 31
　血ガス分析・結果 の見かた 40
　　代謝性アシドーシス・アルカローシスの見かた 50
　　「pHが正常」の際のアセスメント 54
　　BEの見かた 55
　胸部X線画像 の見かた 56
　　ポータブル写真を見るコツ 67

● 本書で紹介しているアセスメント法、手技等は、著者が臨床例をもとに展開しています。実践により得られた方法を普遍化すべく努力しておりますが、万一本書の記載内容によって不測の事態等が起こった場合、著者、出版社はその責を負いかねますことをご了承ください。なお、本書掲載の写真は著者の提供によるものであり、臨床症例からご家族・患者ご本人の同意を得て使用しています。
● 本書に記載している薬剤等の選択・使用方法については出版時最新のものです。使用にあたっては個々の添付文書や使用説明書を参照し、特に薬剤については適応・投与量等は常にご確認ください。

Part 3 疾患別 呼吸と肺の見かた　69

- 呼吸困難時のアセスメント　70
- 気胸を疑ったときのアセスメント　76
- 緊張性気胸を疑ったときのアセスメント　80
- 皮下気腫・縦隔気腫を疑ったときのアセスメント　84
- 無気肺を疑ったときのアセスメント　86
- 肺炎を疑ったときのアセスメント　90
- 誤嚥性肺炎を疑ったときのアセスメント　95
- 胸水を疑ったときのアセスメント　98
- 肺水腫を疑ったときのアセスメント　102
- COPDの増悪を疑ったときのアセスメント　107
- 間質性肺炎（薬剤性肺障害）を疑ったときのアセスメント　111
- 喘息発作を疑ったときのアセスメント　114

まだまだある！
胸部X線画像に写る疾患（肺がん、肺結核・肺非結核性抗酸菌症）　119

Part 4 人工呼吸器装着中のアセスメント　121

- 人工呼吸器装着中の合併症のアセスメント　122

参考文献一覧　131

索引　132

装丁：小口翔平(tobufune)　カバーイラスト：今井久恵　本文DTP：株式会社明昌堂
本文イラスト：今井久恵、すぎやまえみこ、村上寛人　写真：中込浩一郎

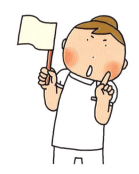 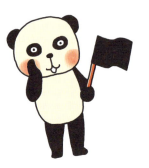

楽しく、しっかり学べる
本書の特徴と活用法

ポイント1 まずはPart1から！

まずはPart1を読んでください。Part1を読んでいただければ、呼吸・肺に対する苦手意識は減ってくると思います。

あとは、ご自分の苦手なところ、わからないところをピックアップして読んでいただければOKです。

ポイント2 何度も読む。

わからないところをそのままにしておかずに、そのつど参照してください。何度も見ていると覚えてきます。

胸部X線画像や血ガスは、担当患者さんがやっているのを見かけたらすぐ自分なりにアセスメントして、答え合わせをしてみましょう。

ポイント3 新人さんなどに教える。

To teach is to learn（教えることは学ぶこと）ということわざがあります。

人に教えるときには、自分がよくわかっていないとちゃんと教えることができないものです。教えるために準備する、教えながら理解が深まる、質問されて考えることで、理解が何段階も深まります。

ポイント4 ケアへのつなげ方を意識する。

正しいアセスメントをしたら、ケアへのつなげ方が見えてくるはずです。

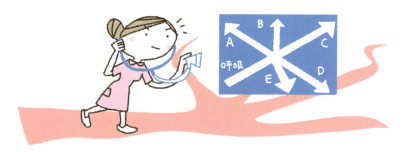

状況に応じて、いろいろな読みかた、
使いかたをしてください！

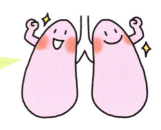

"なぜ？""どうして？"をイラストでイメージしながら楽しく学べる

文中の赤字はキーワードや重要ポイントなど

複雑な解剖生理も模式図でシンプルに理解

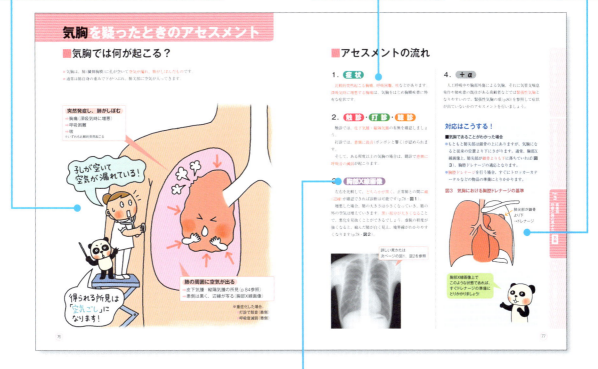

Part3、Part4のアイコンの色は、Part2のツメとリンク。
"基本はどうだった？"と思い出したいとき、すぐに調べることができる

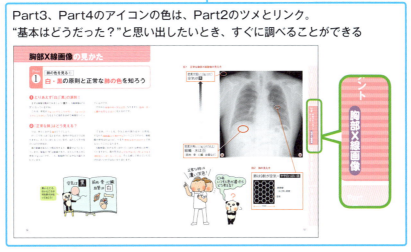

● 著者紹介

長尾大志（ながお・たいし）
滋賀医科大学 呼吸器内科 講師／教育医長

1993年	京都大学医学部 卒業
1993年	京都大学胸部疾患研究所
1994年	住友病院内科医員
1996年	京都大学大学院博士課程
2000年	京都大学医学部附属病院呼吸器内科医員
2001年	KKR京阪奈病院（現、枚方公済病院）内科医員
2003年	ブリティッシュコロンビア大学
2005年	滋賀医科大学呼吸循環器内科医員
2006年	同 助手
2007年	同 助教
2015年	同 講師
2017年	同 教育医長（兼任）

2013年度、2016年度滋賀医科大学ベストティーチャー賞受賞。
著書に『レジデントのためのやさしイイ呼吸器教室』『レジデントのためのやさしイイ胸部画像教室』『やさしイイ血ガス・呼吸管理』（いずれも日本医事新報社刊）、『呼吸器内科 ただいま診断中！』（中外医学社刊）がある。

　KKR京阪奈病院（現、枚方公済病院）にいた頃、はじめて『看護師さん向けの勉強会』を依頼されました。そのときに「わかりやすかった」「今までよくわからなかったので助かった」と大好評をいただいたことで、教える喜びに目覚めた気がします。
　大学病院にうつってからは、医学生、研修医に看護学生さん、看護師さん、薬剤師さん、理学療法士さんなど、多くの職種の方々と接する機会があるので、同じことをお伝えするのにも、いろいろな工夫が必要だ、ということを日々実感しています。

Part 1

呼吸のしくみ

　肺は呼吸をするところです。呼吸とは大気から酸素を体内に取り込んで、体内でできた二酸化炭素と交換（ガス交換）し、二酸化炭素を排出する行為ですが、肺はその中で空気と血管（血液）を広範囲で接触させてガス交換をする役割を担っています。

　ヒトの脳は大変精密で、その活動には大量に酸素を必要とします。ヒトの脳の発達を支えながら、肺も発達を遂げた結果、両肺で3億個もの微細な肺胞に分かれていて、表面積は100m^{2}にも及んでいます。この広大な肺胞の壁において、空気と血管（血液）が接触しているのです。

　Part 1では、この肺胞で何が起きているか＝呼吸の基本的なしくみとともに、呼吸がうまくいかなくなったときに起こることを解説します。

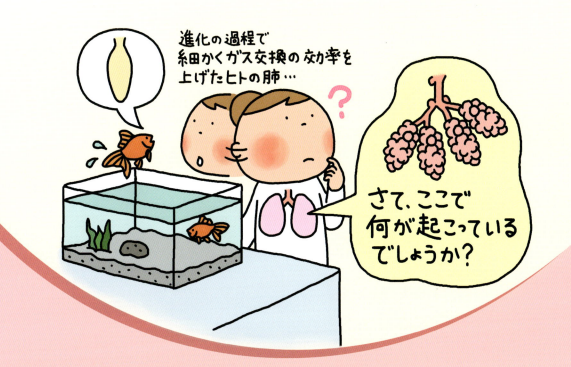

正常な呼吸

Point 1 呼吸器の構造を知っておこう

肺は左右1つずつある臓器です。右肺は上葉・中葉・下葉、左肺は上葉と下葉から成ります（**図1**）。

左には心臓があるので、左肺は少し小さいのですね。左上葉の中には上区と舌区があります。右の中葉にあたるのが舌区です。

呼吸のために、空気は気道（空気の通り道：鼻・口〜喉頭〜気管〜気管支）を通ります。気管は1本ですが、気管分岐部で左右の主気管支に分かれます。気管分岐部を1番目の分岐、その次の分岐を2番目とすると、だいたい23回くらい分岐して肺胞のところになります（**図2**）。

図1 肺の構造

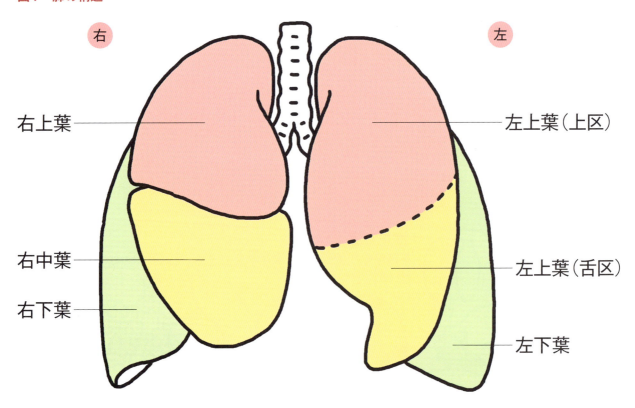

図2 気道の構造

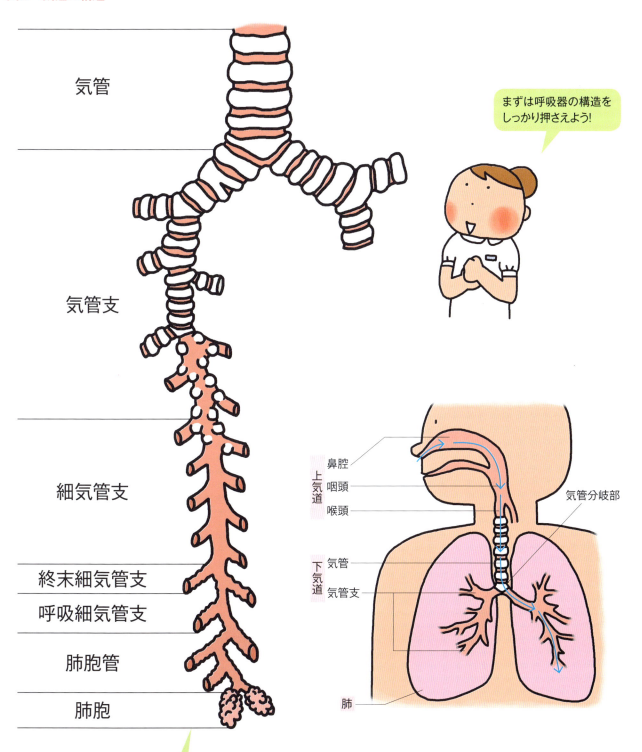

- 気管
- 気管支
- 細気管支
- 終末細気管支
- 呼吸細気管支
- 肺胞管
- 肺胞

23回ほど分岐して肺胞に至る

まずは呼吸器の構造をしっかり押さえよう！

上気道：鼻腔、咽頭、喉頭
下気道：気管、気管支
気管分岐部
肺

正常な呼吸

Point 2　ガス交換のしくみ〜外呼吸・内呼吸〜

　肺胞内の空気と血管（血液）が接触しているところでは、酸素の濃度が高くて二酸化炭素濃度が低い肺胞内の空気と、酸素濃度が低くて二酸化炭素濃度が高い血液（静脈血）が接触し、濃度の高いほうから低いほうへと、気体分子が移動する拡散が起こります。

　肺胞でガス交換が行われた血液は、酸素濃度が高く二酸化炭素濃度が低い動脈血になり、その動脈血が酸素を運搬して、体中の組織に分配します。

　肺胞内の空気と血液の間のガス交換（外界と血液とで行われる呼吸）を外呼吸といい、血液と組織の間のガス交換（体内での呼吸）を内呼吸といいます（**図3**）。

　一般的に「呼吸」といいますと、私たちが観察できる外呼吸のことを指すことが多いです。外呼吸は、肺（肺胞）を伸び縮みさせて、肺（肺胞）に空気を入れたり出したりすることで行います。

　肺の疾患で障害されるのは外呼吸がほとんどです。ここからは外呼吸について考えていきましょう。

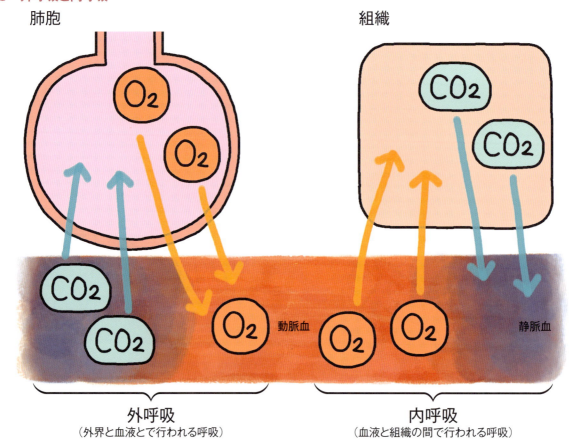

図3　外呼吸と内呼吸

Point 3 外呼吸のしくみ
～肺を伸び縮みさせる3つの要素～

　肺が伸び縮みする、と書きましたが、肺そのものが勝手に伸び縮みするわけではありません。肺が入っているスペース（胸腔）を大きくしたり小さくしたりすることで肺（肺胞）を伸び縮みさせる、巧妙なしくみがヒト（動物）には備わっているのです（図4）。

　通常は吸気時に胸壁を外側に動かして肺を引き伸ばし、呼気時には胸壁の力をゆるめて、肺のもっている縮む力で縮ませています。

図4　胸壁を動かす要素

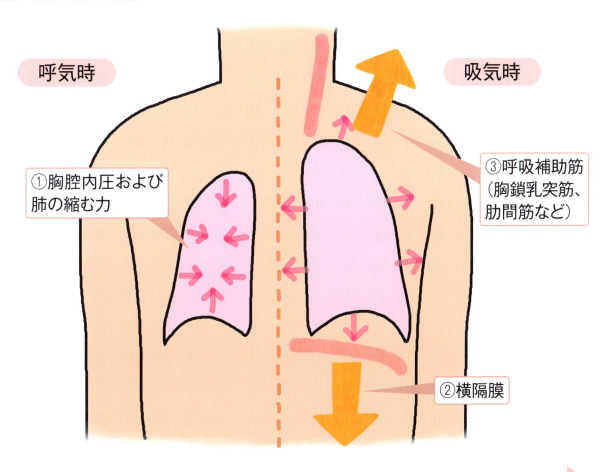

この3つを、1つずつ見ていきましょう

正常な呼吸

❶ 胸腔内圧および肺の縮む力

　肺胞は小さな袋ですが、その壁（肺胞壁）には弾性線維という、いわばゴムみたいな線維が含まれていて、本来の肺はかなり小さいものです。それを胸腔内ではかなりフン伸ばして、真空パック状態で、胸壁に密着させています（**図5**）。それで、胸壁の動きによって肺が伸びたり縮んだりするわけです。

　通常、肺はかなりフン伸ばされていますから、常に縮もう縮もうとしています。例えば手術で切除した肺や、気胸で空気が漏れた肺はぺちゃんこになっています。肺は取り出すと、胸郭に入っている状態よりもかなり縮んでしまうのです。

❷ 横隔膜

　健常時の安静呼吸においては、主に横隔膜が動くことで肺を伸ばしています。横隔膜は大きな膜状の筋肉で、横から見ると**図6**のように上向きにたわんでいて、収縮することでまっすぐに近くなり、下方に下がります。それで胸腔が拡がり、肺が引っ張られて伸びるのです。

　息を吐くときには、横隔膜を弛緩させ、肺そのものの縮もうとする力を活用します。こうやって肺が膨らみ、しぼむ、その大きさの差分だけ空気が出入りします。

　安静時には、横隔膜の動きは1cm程度です。その程度の動きで約500mL分、肺の容量が変わります。この、「安静で呼吸をしたときに1回あたりに出入りする量」を「1回換気量」といいます。

❸ 呼吸補助筋

　労作時など、大きく呼吸をするときには、肋間筋や胸鎖乳突筋など、他の呼吸筋が動き出して、胸郭を大きく動かします（**図7**）。その様子は視診（p.12）で見ることができますし、両手を胸郭において触診（p.14）でも感じることができます。

　横隔膜の動きが妨げられると、呼吸補助筋ががんばります。例えば、COPD（chronic obstructive pulmonary disease、慢性閉塞性肺疾患）（p.107）のときには、肺が大きくなって横隔膜が平低化します。すると横隔膜があまり上下しなくなり、肺に出入りする空気の量が少なくなってしまいます。

　それでは困るので、胸鎖乳突筋を使って胸郭を上に引っ張り、換気量を保つようがんばっているのです。結果、胸鎖乳突筋が発達して、頸部を見たときにかなり目立ちます（図7）。

　この所見は（特に重症の）COPD患者さんの診断に重要です。

図5　胸腔内圧と肺

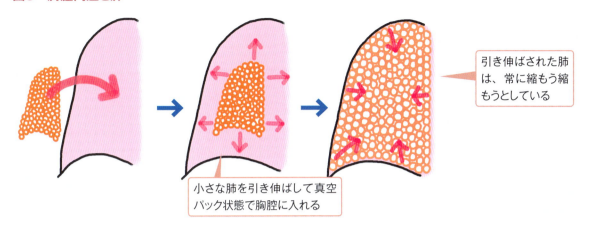

図6　呼気時・吸気時の横隔膜の移動

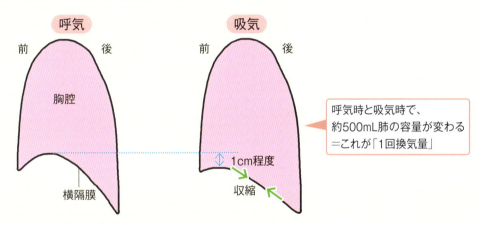

図7　呼吸補助筋による動き

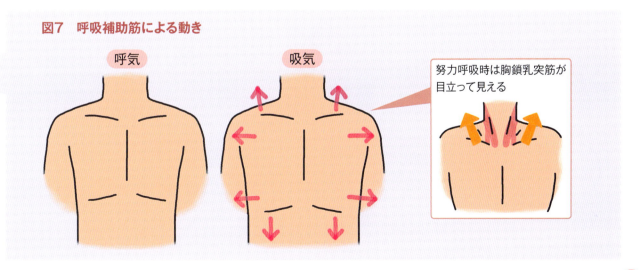

低酸素血症

Point 1 低酸素血症の主な原因は肺胞の障害

　肺胞と血管(血液)が接触して酸素と二酸化炭素の交換が行われるわけですが、そのどちらかが障害されるとバランスが悪くなって酸素の受け渡しがうまくいかなくなります。そうすると低酸素血症になるのです。

　低酸素血症になる疾患の代表は、肺胞が障害されて(肺胞の数が減って)、その部分でのガス交換が行われないもの。

　例えば肺炎がわかりやすいです。肺炎は肺胞の中で細菌が増えて、それを倒すために白血球(好中球)が動員されます。そのときに肺胞内に滲出液が出てきて、炎症が起こります。つまり肺胞が水びたしになるのです。

　健常時の状態を、肺胞が2個だけある簡単な図にしてみましょう(図1-①)。青い静脈血が肺胞に触れると、酸素が肺胞から血管内に拡散し、赤い動脈血になります。

　それが、肺炎になっているとどうなるか(図1-②)。この図で2個の肺胞のうち1個が水びたしになったとすると、その肺胞には空気が入っていませんから、肺胞が接触する血液には酸素が拡散していかない。結果、静脈血は静脈血のまま、ということになります。

　健常な肺胞からは動脈血、病気の肺胞からは静脈血が流れてくるので、心臓に還る頃にはそれらが混合されて、動脈血よりも酸素がずいぶん少ない、低酸素血症になるというわけです。

　これまで見てきたように、肺胞の数が減ると酸素が減る、低酸素血症になります。逆にいうと、低酸素血症になるときには、肺胞が減っていることが多いです(表1)。

表1　肺胞が減る病態

- 気胸
- 無気肺
- 肺炎
- 胸水
- 肺水腫
- COPD
- 肺結核・肺非結核性抗酸菌症

図1　肺胞とガス交換

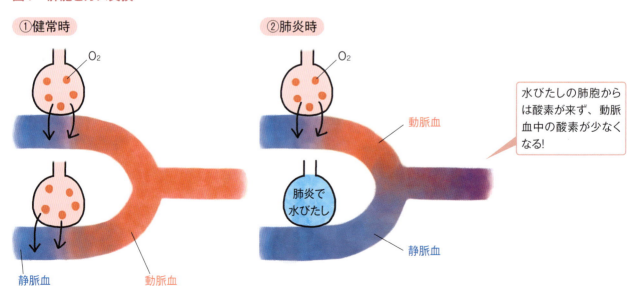

①健常時　　②肺炎時

水びたしの肺胞からは酸素が来ず、動脈血中の酸素が少なくなる!

Point 2 低酸素血症には、呼吸数・心拍出量を上げて対応する

これらの病態により低酸素血症になると、組織は「これまでより酸素がもらえなくなった、どうしてくれる！」と、補填を要求します。

こうして、呼吸中枢はがんばって呼吸をして（＝呼吸数を増やして）、心臓は心拍数を増やし（＝心拍出量を増やし）、なんとか組織に送る酸素を増やそうとします（図2）。

図2 低酸素への対応

①肺胞から取り入れた酸素は、血液中のヘモグロビン（Hb）に乗って各組織に届けられています。

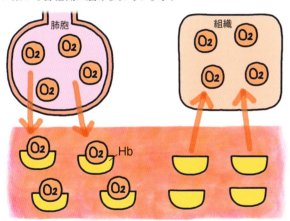

②肺胞領域で血管に入る酸素が減ると、低酸素血症になります。

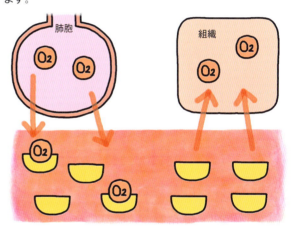

③そこで血流を増やすことで、組織に送り込む酸素の量を元通りにしよう、とがんばります。

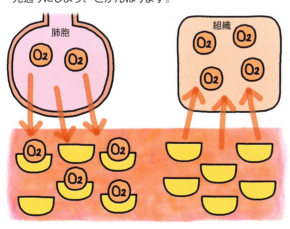

息がハアハア、頻呼吸になり、頻拍のため動悸が起こります。

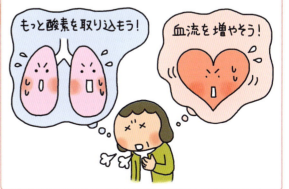

低酸素血症

Point 3　低酸素血症の分類①
二酸化炭素は出せている＝肺胞の障害を疑う

　肺胞が障害されて、酸素が取り込めなくなるのなら、二酸化炭素も排出されなくなって蓄積するのかな、と考えるのが人情です。でも実際には、そうはなりません。

　というのは、二酸化炭素は、酸素よりもずっとずっと拡散しやすいのです。ですからちょっと呼吸数を増やしてやると、健常な部分の肺胞から二酸化炭素がどんどん排出されていきます。

　結果、肺胞が障害されるような疾患で問題になるのは、低酸素血症であって、高二酸化炭素血症ではない、ということになるのです。

　このように通常、肺胞が障害されたときには低酸素血症が生じて、呼吸数が増え、心拍数も増え、二酸化炭素は比較的正常に保たれる、ということになります。

　低酸素血症は組織、特に脳や心臓など、生命を維持するのに必要な臓器を障害します。具体的には、$PaO_2 \leqq 60Torr$になると生命維持に支障をきたす、とされています。そのような状態は、呼吸がうまくいっていない（＝不全である）、ということで、呼吸不全といいます。

Point 4　低酸素血症の分類②
二酸化炭素が溜まっている＝低換気を疑う

　一方、二酸化炭素も、酸素より拡散しやすい、とはいうものの、換気自体の回数、換気量が減ってしまう（いわゆる低換気の状態）と、排出されなくなってしまいます。有名なのは慢性呼吸不全の際のCO_2ナルコーシス（体内にCO_2が過剰に蓄積することによって、意識障害や呼吸抑制などの中枢神経異常をきたす状態）ですが、他にも神経筋疾患や中枢性無呼吸など、肺の疾患ではなくて肺・胸郭が動かなくなるような疾患でも、換気量が減って高二酸化炭素血症となります。

　そこで呼吸不全はさらに2つに分類されます。低酸素血症のみのものをⅠ型呼吸不全、高二酸化炭素血症（$PaCO_2 > 45Torr$）を伴うものをⅡ型呼吸不全といいます（図3）。

図3　呼吸不全の定義

呼吸不全
空気を吸入していて$PaO_2 \leqq 60Torr$になる状態

Ⅰ型呼吸不全
空気を吸入していて
● $PaO_2 \leqq 60Torr$
● $PaCO_2 \leqq 45Torr$
になる状態

Ⅱ型呼吸不全
空気を吸入していて
● $PaO_2 \leqq 60Torr$
● $PaCO_2 > 45Torr$
になる状態

Part 2

呼吸アセスメントのしかた

　肺の中で何が起こっているのか、それを知る方法は診察と検査です。
　胸郭や肺内に空気成分が増えているか、あるいは水が増えているか。呼吸に伴って肺に出入りする空気の量が減っていないか、空気の出入りのしやすさが損なわれていないか。血液のpHバランスは正常に保たれているか。
　疾患に伴って発生するさまざまなできごとをアセスメントするために、正しく診察し、検査結果を読むためのコツをお伝えします。

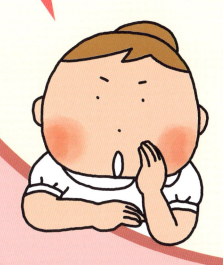

正しい手技をマスターしよう！

視診 ……p.12	肺機能検査 ………p.31
触診 ……p.14	血ガス分析 ……p.40
打診 ……p.16	胸部X線画像 ……p.56
聴診 ……p.18	

視診のしかた

Point 1 胸郭の変形を見る

視診とは、文字通り「視る」こと。視るだけでわかることもたくさんあります。

まずパッと見てわかる胸郭の変形です（**図1**）。側弯や漏斗胸などがあると拘束性障害（p.33）になったり換気が悪くなったりしますから、しっかり確認します。

樽状胸郭はCOPDに特徴的です。

併せてアセスメント！

COPDでは、胸部だけでなく頸部にも特徴が出ます。特に重症例では、
- 気管の短縮
- 胸鎖乳突筋の発達
- 頸静脈が吸気時に虚脱

といった所見が見られます（p.107）。

図1 胸郭の変形

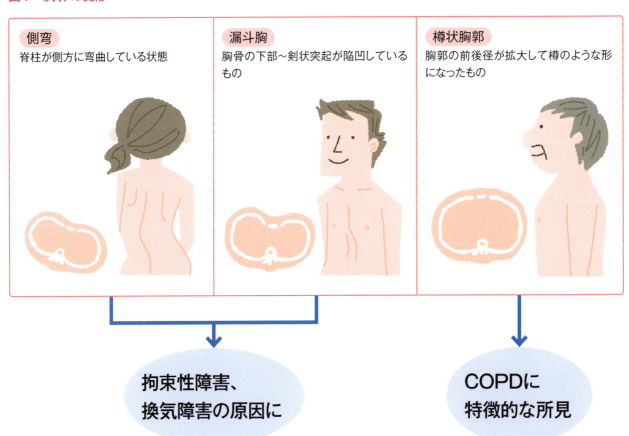

側弯
脊柱が側方に弯曲している状態

漏斗胸
胸骨の下部〜剣状突起が陥凹しているもの

樽状胸郭
胸郭の前後径が拡大して樽のような形になったもの

→ 拘束性障害、換気障害の原因に

→ COPDに特徴的な所見

Point 2 呼吸状態を見る

呼吸状態で見たいのは、何といっても呼吸が苦しそうかどうか。これはあくまで印象、という話になりますが、客観的にアセスメントするために必要な観察事項としては呼吸数、リズム、呼吸運動の左右差などがあります。

とっても大事な呼吸数は、呼吸の状態をよく表します。通常は12～20回で、それ以上だと頻呼吸とします。

頻呼吸であるということは呼吸中枢が「ヤバい」と感じている、ということですから、ヤバいのだと素直に受け取りましょう。逆に11回以下のものを徐呼吸といいます。

リズムは通常一定ですが、チェーンストークス呼吸（呼吸と無呼吸を繰り返し、それにつれて呼吸の深さも変化する）、ビオー呼吸（速い呼吸と無呼吸が不規則に繰り返す）、クスマウル（大）呼吸（発作性に見られるゆっくりとした大きな呼吸）などが異常として知られています（図2）。

呼吸運動の左右差は、外傷、横隔神経麻痺、はなはだしい胸痛、胸膜炎、気胸、無気肺などの存在を示します。

併せてアセスメント！

視診で呼吸運動に左右差がある、と思ったら、胸に手を当てて胸郭の動きを「感じて」ください。よりよく動きの差がわかります。

図2 呼吸のリズムの異常

チェーンストークス呼吸

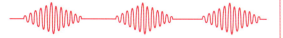

- 呼吸と無呼吸を繰り返し、それにつれて呼吸の深さも変化する
- 呼吸中枢の障害、うっ血性心不全などで見られる

ビオー呼吸

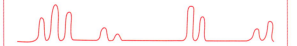

- 速い呼吸と無呼吸が不規則に繰り返す
- 呼吸中枢の障害、髄膜炎などで見られる

クスマウル（大）呼吸

- 発作性に見られるゆっくりとした大きな呼吸
- 糖尿病性ケトアシドーシスや尿毒症などで見られる

+α

これら以外に、「見てわかること」という意味での「視診」では、ポケットのタバコやライターも、喫煙者である（喫煙をやめていない）ことがわかるアイテムであり、注意が必要とされています。

あと関連して、視診ではありませんが、口からタバコ臭がすれば喫煙者であることが容易にわかります。誤嚥性肺炎などのときに確認する口臭（悪臭があると嫌気性菌感染が疑われる）と合わせて臭診と呼ばれたりしているようです。

触診のしかた

Point 1　握雪感を見る

　触診も文字通り、「触って」感じ取ること。触診が威力を発揮する、というか有名なのは、皮下気腫のときに、膨隆しているところを触ったときに感じる「握雪感」です。新雪をぎゅっぎゅっと握ったときのような感覚です。

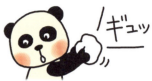
雪を握る感覚

Point 2　声音振盪を見る

　声音振盪（触覚振盪、図1）は、手掌を両側の胸壁に当てた状態で胸壁運動を感じながら患者に発声してもらい（「ひとーつ」、「あー」など）、振動を感じ取ります（聴診器に響きが伝わってくるかどうかを見る方法もあります）。前胸部・背部ともに、主に聴診する場所と同じ場所（気管部以外）で触診します。

　写真では胸郭運動も評価しているため手掌全体を胸壁につけていますが、開いた手の小指側を当てるやり方も広く行われています。肺炎では正常よりも亢進し、肺と胸壁の間にものが挟まったり（気胸、胸膜炎〈胸水〉など）、気道がふさがったり（無気肺など）すると減弱します。

図1　声音振盪の見かた

前面	背面

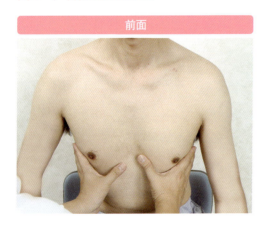
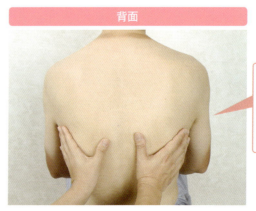

左右対称に手掌を胸壁に当て、手掌で感じる振動に左右差がないかどうかを確認する

Point 3 　心尖拍動を見る

　もう1つ触診でわかることに、心尖拍動があります。手掌を心尖部（第5肋間、鎖骨中線上あたり）におき、指の腹、母指の付け根で拍動を感じ取ります（図2）。極端に外側に移動していれば心拡大（心不全）（p.104）、内側に入って心窩部あたりで見られたらCOPD（p.107）の可能性があります。

図2　心尖拍動の移動

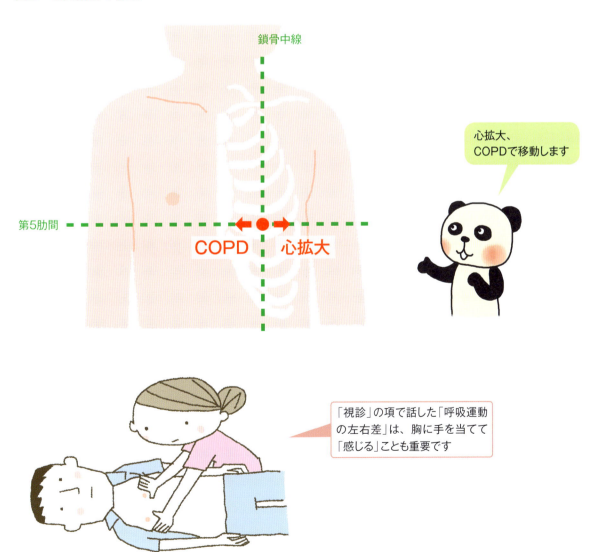

心拡大、COPDで移動します

「視診」の項で話した「呼吸運動の左右差」は、胸に手を当てて「感じる」ことも重要です

打診のしかた

Point 1　正常では共鳴音が聴こえる

　打診はトントンとある場所を叩いて、その奥が中空なのか詰まっているのか、みたいなことを推測するものです（図1）。昔はスイカをトントン叩いて、実が詰まっているか隙間が多いかを推測したものですが、最近の人はそういうこと、されるのでしょうか。そもそもカットしてあるスイカを購入されることが多いかもしれませんね。関係ない話ですが。

　打診も視診や触診、聴診同様、左右差に注意して聴き取ります。正常な肺では、肺の中の空気が共鳴して、共鳴音（ボンボン）になります。

図1　打診のしかた

①左手中指の中節を胸壁に密着させ、右手中指を曲げて直角に叩く

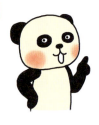

正常では「ボンボン」と聴こえる

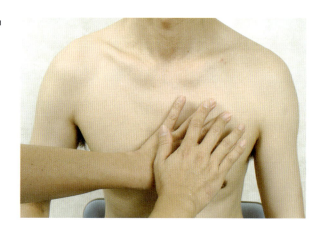

②聴診する場所と同じ場所（気管部以外）で、左右を比較しながら、はしご式に降りていく

左右を比較しながら行う

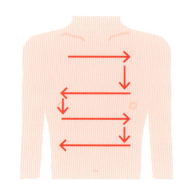
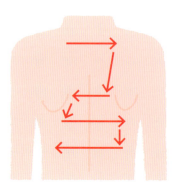

Point 2 鼓音・濁音は異常のサイン

患側の肺では、2種類の音を聴き分けます。気胸や胸水など、肺と胸壁の間にものが挟まっている場合、打診をすると、挟まっているものが空気なのか水なのかが判別できます。

「ポンポン」とよく響く鼓音の場合、空気が挟まっている（＝気胸）と考え、「ドッドッ」と響かない濁音の場合、水や腫瘍が挟まっている、あるいは無気肺になっている、と考えられます（図2）。

図2　打診での正常な音・異常な音

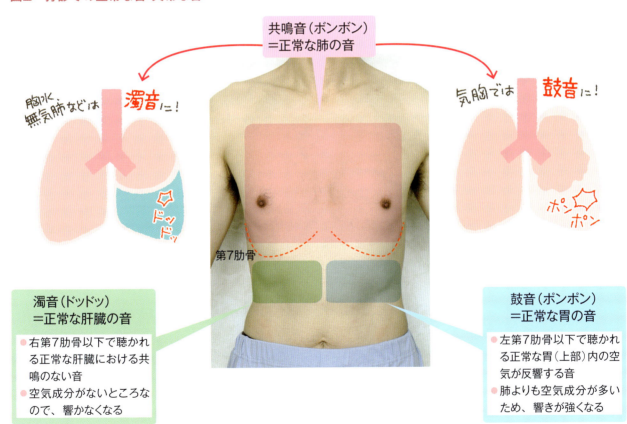

共鳴音（ボンボン）＝正常な肺の音

胸水、無気肺などは 濁音 に！

気胸では 鼓音 に！

第7肋骨

濁音（ドッドッ）＝正常な肝臓の音
- 右第7肋骨以下で聴かれる正常な肝臓における共鳴のない音
- 空気成分がないところなので、響かなくなる

鼓音（ポンポン）＝正常な胃の音
- 左第7肋骨以下で聴かれる正常な胃（上部）内の空気が反響する音
- 肺よりも空気成分が多いため、響きが強くなる

聴診のしかた

Point 1 聴診時は、2つの呼吸音パターンを意識する

空気が気道を通る間に、気管支の枝分かれのところで空気の渦（乱流）ができます。その乱流によって発生する音が、いわゆる呼吸音です。

呼吸音は、口元から大体7〜9番目の分岐くらいまでの、太めの気道で発生するといわれていて、そこで発生した音が胸壁まで伝わって、「ゴー」「スー」といった音が聴こえるのですが……。

呼吸音の発生する太めの気道は、胸壁からは離れていて、間に多くの肺胞が挟まっています。そのため、胸壁に伝わるまでに音は減衰しますが、吸気のほうが音は伝わりやすく、呼気はあまり聴こえません（肺胞呼吸音）。気管の近くだと、胸壁との間に肺が挟まってはいないので、吸気も呼気もよく聴こえます（気管支呼吸音）（図1）。

呼吸音は心音や他の雑音に比べて、かなり小さい音です。そのため「自分が聴いている音が、本当に呼吸音なのかどうか」が不安になることもあるかと思いますが、この2つの、異なる呼吸音パターンが認識できれば、「正常呼吸音[注]を聴診した」と胸を張って言えるでしょう。

また、これらを聴き分けることにより、肺炎のときの気管支呼吸音化という現象（p.92に後述）がわかるという点も重要です。

注）本書での「正常呼吸音」の分類について

正常呼吸音は、教科書的には「気管呼吸音」「気管支呼吸音」「気管支肺胞呼吸音」「肺胞呼吸音」の4種類の分類が記載されていることが多いですが、前3者を区別して認識することはあまり本質的ではないので、ここでは中枢で聴かれる音を「気管支呼吸音」として取り扱うことにします。

図1　聴診部位による違い

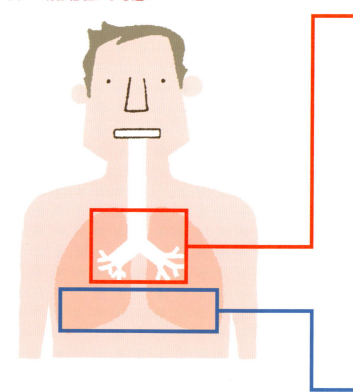

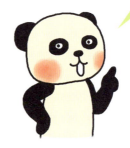

「ちゃんと呼吸音が聴こえている」というためには、この2つの音を聴き分ける必要があります

気管支呼吸音

- 主に気管〜主気管支の周辺で聴こえる音
- 吸気、呼気ともによく聴こえる
- 聴きにくい場合は、気管が胸壁に近い前胸部で聴診するとよい

前胸部 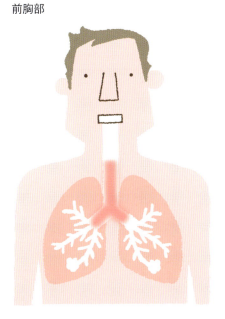 側面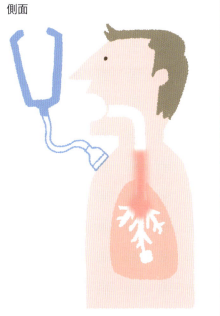

肺胞呼吸音

- 主に肺の末梢で聴こえる音
- 吸気ではよく聴こえるものの、呼気ではほとんど聴かれない
- 聴きにくい場合は、背部で聴診するとよい

前胸部 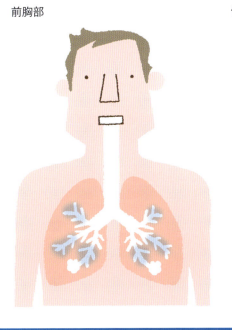 側面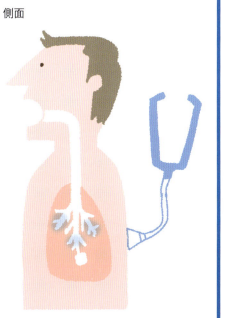

聴診のしかた

❶ 気管支呼吸音を聴く　〜目印は胸骨角と肩甲骨〜

　気管支呼吸音がよく聴こえる気管〜主気管支の周辺のランドマーク(指標)となるのは、前胸部では胸骨角です(図2)。このちょうど裏手に気管分岐部がありますから、胸骨角周囲の気管〜主気管支に沿ったエリアでは、吸気でも呼気でも「スー、スー」と呼吸音が聴かれるはずです。

　背面における気管分岐部のランドマークは第4〜5胸椎棘突起ですが、なかなか触診などでもわかりにくいものです。ちょうど両側の肩甲骨に挟まれたスペースが気管〜主気管支のエリアですから、そのあたりで気管支呼吸音が聴かれます。

図2　気管支呼吸音の聴診部位

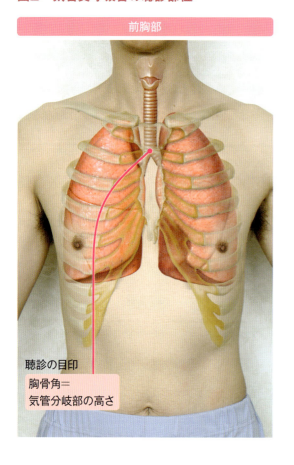

前胸部

聴診の目印
胸骨角＝
気管分岐部の高さ

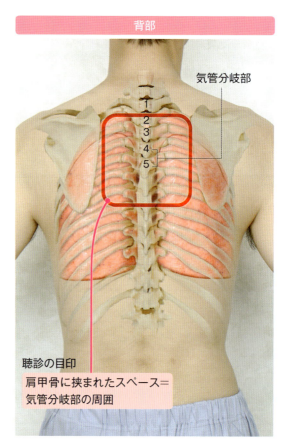

背部

気管分岐部

聴診の目印
肩甲骨に挟まれたスペース＝
気管分岐部の周囲

胸骨角の見つけ方のコツ

① 左右の鎖骨内側端が付着している胸骨上切痕(胸骨の上のくぼみ)を触れる
② 胸骨上切痕から約5cm下に指を滑らせると、カクンと隆起する場所がある。そこが胸骨角(通常は見ただけですぐにわかる)

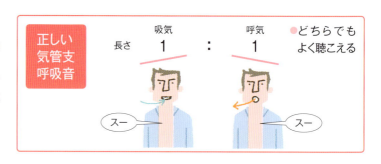

正しい気管支呼吸音　長さ　吸気 1 ： 呼気 1　●どちらでもよく聴こえる
スー　スー

❷ 肺胞呼吸音を聴く　〜目印は第7肋骨〜

　肺胞呼吸音を聴取しやすいのは、もっと肺の末梢側、つまり前胸部でも背部でも、胸部の下のほうです（**図3**）。
　吸気でやや低めの「ホー」みたいな音、そして呼気時にはほとんど何も聴かれない「……」というパターンが肺胞呼吸音の特徴です。

図3　肺胞呼吸音を聴取する範囲

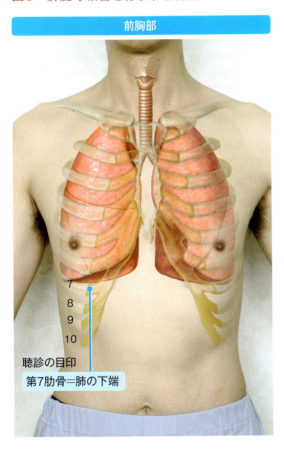

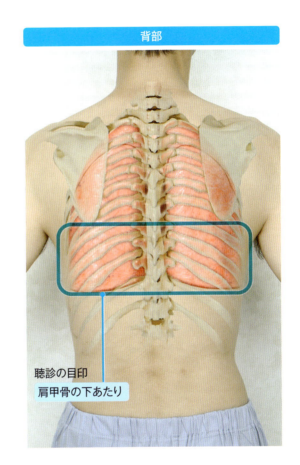

第7肋骨の見つけ方のコツ
① 第10肋骨（肋軟骨とつながる最下端の肋骨）を見つける
② その3本上の肋骨が第7肋骨

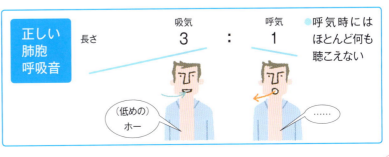

聴診のしかた

Point 2　聴くべき点を押さえ、左右を比較して聴く

❶ 左右を比較し、前胸部・背部を8か所ずつ聴診

　聴診の進め方は、肺の片側を1か所聴いたら対側の対称な部位に移動し、左右の違いを比較しながら聴きます。そして少し下に降りて、また対称に、という具合に聴いていきます（**図4**）。はしご式、などといわれていますね。

　通常は心音も聴くため、前胸部から聴取することが多いと思います。図4のように、鎖骨の上、胸骨の横あたりから聴いていきます。そのあたりでは「気管支呼吸音」が聴取できるでしょう。

　それから外側に広げて「肺胞呼吸音」を聴いていきます。最低8か所聴診します。下部では側面にも手を回してみましょう（次ページ参照）。

　背部では肩甲骨を避けて聴診します。肩甲骨の上縁あたり、胸椎の両側でまず聴きます。その場所、および肩甲骨の下部、肩甲骨間のスペースは、気管支呼吸音が聴取しやすい場所です。

図4　はしご状に降りていく

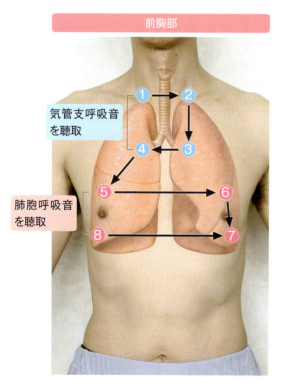
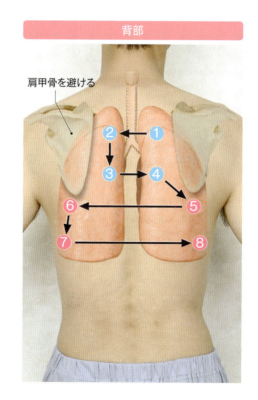

❷ 側面でも肺胞呼吸音を確認

下部の聴診では、側面にも手を伸ばしてみましょう。下部背面に聴診器を当てたあとに、少し外側の側面に当てればOKです。

側面では背面同様、肺胞呼吸音が聴取されます（図5）。

図5　側面での聴診

背部の聴診が終わったら、聴診器を少し外側にずらす

腋窩より下のほとんどの場所で聴取できる

Point 3　異常音を聴き分ける〜呼吸音減弱と副雑音〜

❶ 呼吸音減弱

呼吸音が聴取されにくくなる（減弱する）にはいくつかの理由があります（図6）。まず、肺と胸壁の間に何かが挟まると呼吸音は減弱します。具体的には、空気が挟まる気胸（p.76）や、水分が挟まる胸水（p.98）のような状態です。

それ以外に、COPD（p.107）のような、肺内に空気が増えてくるような病態でも呼吸音は減弱します。それから、気道がふさがって起こる無気肺（p.86）でも、音の伝達が悪くなりますから、呼吸音は減弱します。

上に挙げた疾患では、肺が縮んでいたりして換気量が減少し、そもそも呼吸音が発生しにくくなる、という面もあります。

図6　呼吸音が減弱する理由

①肺胞そのものが少なくなっている
➡ COPD（肺気腫）

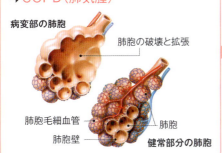

病変部の肺胞
肺胞の破壊と拡張
肺胞毛細血管
肺胞
肺胞壁
健常部分の肺胞

➡ 両側での呼吸音減弱

②気道が閉塞している
➡ 無気肺
③肺の外に何かある
➡ 気胸、胸水

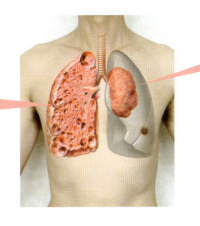

➡ 片側での呼吸音減弱

聴診のしかた

❷ 副雑音

呼吸音が聴かれる場合、異常な呼吸音（副雑音、ラ音）がいろいろな病態の存在を教えてくれます。

副雑音の分類と、どういった病態を表すのかを**図7**で簡単に説明します。

図7　副雑音の分類

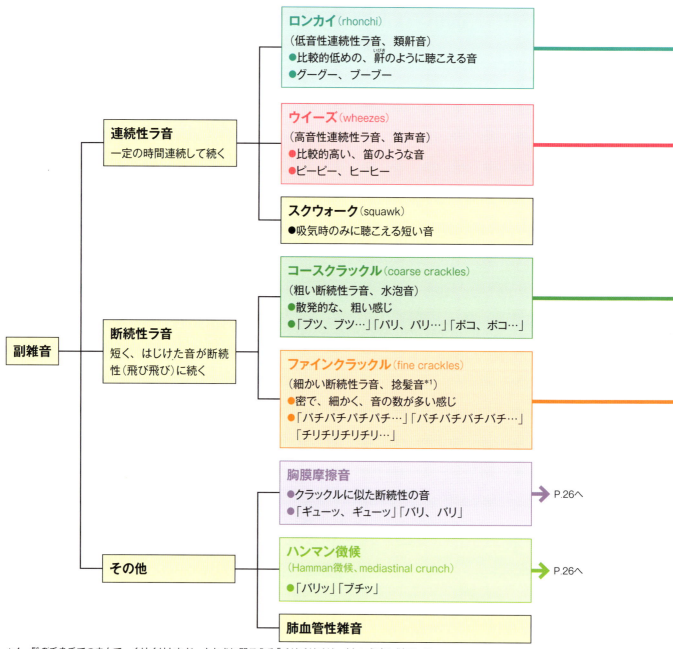

*1　髪の毛を手でつまんで、くりくりとねじったときに聞こえる「チリチリチリ…」という音に似ている。

ロンカイ (rhonchi)

考えられる原因
- 太めの中枢気道の狭窄で発生
  ① 気道そのものが腫瘍などで狭窄している
  ② 気道内の粘稠な分泌物（痰）によって発生する

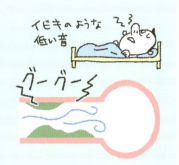
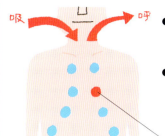

- 聴取部位：全肺野（特に狭窄部の直上で大きく聴こえる）
- 吸気または呼気、両方で聴かれることもある

狭窄部付近

ウイーズ (wheezes)

考えられる原因
- 比較的細い気道（≒細気管支）が、気管支喘息などの病態で狭窄して発生

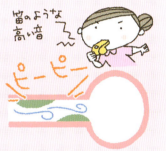
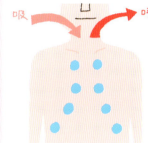

- 聴取部位：全肺野
- 狭窄の度合いが軽度であれば呼気のみ
- ある程度の狭窄になると呼気、吸気両方で聴かれる

コースクラックル (coarse crackles)

考えられる原因
- 細菌性肺炎・気管支炎、気管支拡張症、肺水腫など
- 気道内分泌物の振動、あるいは貯留した粘稠痰が呼吸運動で弾けて発生

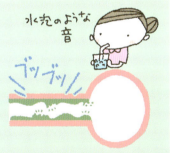
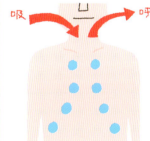

- 聴取部位：全肺野
- 吸気または呼気、その両方で聴かれることもある

ファインクラックル (fine crackles)

考えられる原因
- 気管支の閉塞（閉塞した気管支が、吸気時に急激に再開通するときの音）
- 間質性肺炎や肺水腫などでよく聴取される

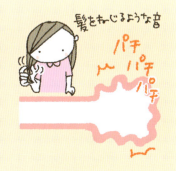
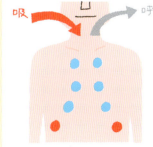

- 聴取部位：主に肺底部
- 吸気の後半、吸気時末にかけて「スーーーーパチパチパチパチ」とだんだん大きくなる（クレッシェンド）

凡例：聴診部位　●特に大きく聴こえる　●聴こえる　●聴こえない
凡例：呼気・吸気の聴こえ方　➡聴こえる　➡聴こえることもある　➡聴こえない

聴診のしかた

胸膜摩擦音

考えられる原因
- 胸膜炎（細菌性、結核性、癌性など）
- 炎症を起こして表面がざらざらになった臓側胸膜と壁側胸膜が、呼吸運動で肺が動くにつれて擦り合わされるときに発生する音

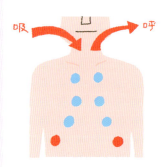

- 聴取部位：主に肺底部で聴取される
- ある程度呼吸と関係するタイミングで、吸気でも呼気でも聴取される（呼吸運動に伴って発生する）
- ときにクラックルとまぎらわしいことがあるが、「聴取される範囲が狭く」、「呼気にもずっと聴こえる」のが鑑別点

ハンマン徴候
（Hamman徴候、mediastinal crunch）

考えられる原因
- 縦隔気腫や左肺尖部の気胸によって起こる特異的な所見
- 縦隔、あるいは左の胸腔に入り込んだ空気が心拍動と呼吸運動によって振動して発生する音

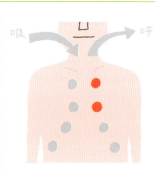

- 聴取部位：胸骨左縁
- 呼吸相とは無関係
- 心音に同期（I音とII音の間＝収縮期に）

Point 4 患者の状況・状態に合わせて対応する

　仰臥位で背部を聴診する際、空いているほうの手で患者を支え、背部にできる限り大きな隙間をつくって聴診器を当てます（**図8**）。隙間が小さくてチェストピースがベッドやリネン、着衣に触れると、雑音が耳に入って正しい聴診ができません。

　乳房の大きい患者の場合も、空いているほうの手で乳房をていねいにずらして聴診します。患者自身に乳房をずらしてもらってもよいでしょう。

　肥満患者・胸筋の厚い患者の場合は、そもそも呼吸音が聴取しづらいので、p.28にもあるように患者に口を軽く開けてもらい、呼気・吸気のタイミングを観察して、「今、ここでこのような音が聴こえるはず」と想定して聴診してみましょう。

図8　背部の聴診のしかた

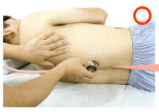

できる限り大きな隙間をつくる

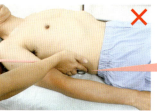

チェストピースがベッドやリネン、着衣に触れると雑音を拾ってしまう

聴診のテクニック

Point 1 チェストピースの膜型を、しっかりと胸壁に押しつける
なぜ行う? 周囲の音や、聴診器のズレによる音を拾わないため

- 呼吸音は比較的に高音成分が多いため、聴診は聴診器の膜型で行います。膜面は浮いていると音が伝わりませんから、チェストピースをしっかりと胸壁に押しつけます（**図1**）。
- 聴診器が少しずれて起こる「ガサッ」という音や、周りの音などは異常な呼吸音とまぎらわしくなるため、聴診器は強く胸壁に押しつけ、しっかりと密着させます。
- 周りの音が耳に入らないよう、聴診する部屋を静かにすることも基本です。ざわざわした部屋での聴診は、異常な呼吸音とまぎらわしい音でいっぱいです。

図1 チェストピースの当て方の例

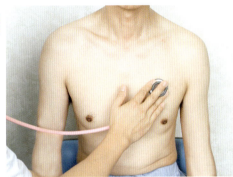
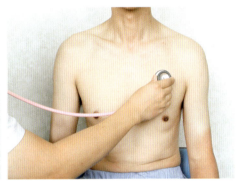
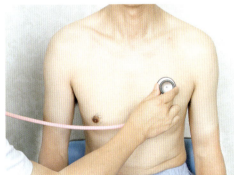
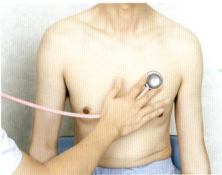

しっかりと押しつけられるような持ち方をする

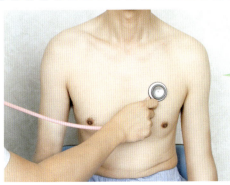

チューブを持つと、しっかりと押しつけられない

聴診のテクニック

Point 2 聴診中は胸郭運動についていく
なぜ行う？ 肺の同じ位置で吸気、呼気を聴くため

- 呼吸による胸郭運動によってチェストピースがずれていかないように、胸郭運動をよく観察して胸郭の動きについていくことも大切です（図2）。
- チェストピースをぎゅっと握ってまったく動かさないと、相対的にはかえってずれてしまうことになります。チェストピースを胸壁に密着させてずれないように、胸郭の動きに合わせて動かします。

図2 胸郭運動についていく

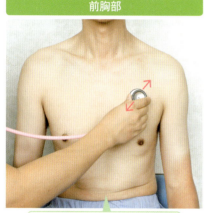

前胸部

吸気時は少し手前に引き、呼気時は押すような動きになる

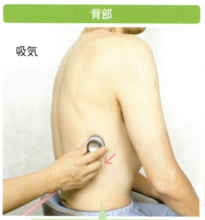

背部（吸気）

背部も同様に、吸気時は少し手前に引く動きになる

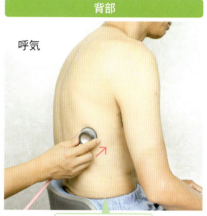

背部（呼気）

呼気時は少し押すような動きになる

Point 3 聴診中は口を開けて深呼吸してもらう
なぜ行う？ 呼吸音が聴きやすくなるため

- 聴取時、患者には口を軽く開けた状態で、声を出さずに深呼吸をしてもらうようにします（図3）。口を開けて深呼吸することで、呼吸音が聴き取りやすくなります。
- 深呼吸にあたって、過換気による不調を訴えている、あるいは過換気になりそうな場合には休憩を入れるよう気をつけます。
- 聴診が終わったら、「楽にしてください」と深呼吸をやめる合図をしましょう。やめる合図をうっかり忘れてはいけません。聴診に限らず患者に何かやってもらっているときには、必ず「終了」を意識するようにしましょう。

図3 口を開けて深呼吸してもらう

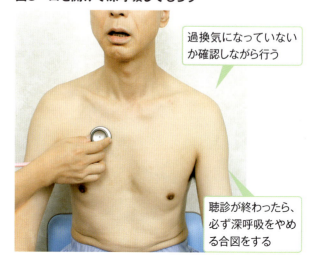

過換気になっていないか確認しながら行う

聴診が終わったら、必ず深呼吸をやめる合図をする

Point 4　聴診は服の上からしない
なぜ行う？　聴取できる呼吸音を減らさないため

- 聴診するときに下着やシャツなどを着用していると、その厚みのぶん、呼吸音は減弱します(**図4**)。加えて、衣擦れで「ガサッ」「ゴソッ」という雑音が発生しやすくなります。
- 特に女性では、着衣を脱いでもらう際には、羞恥心に配慮する必要がありますが、正しい聴診の必要性を理解してもらいましょう。カーテンを引いたり、バスタオルを掛けたりするなどの対応も必要です。
- どうしてもシャツ越しに聴診せざるをえない状況では、チェストピースをさらに強めに押しつけると聴こえやすくなります。

図4　衣服の上から聴診を行わない

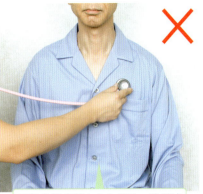

下着や服を着たままでは、音が減弱したり、雑音が入りやすくなる

Point 5　呼気の音か、吸気の音かを意識する
なぜ行う？　腸蠕動音などと混同しないため

異常な音は、まず呼気・吸気との関連を確認
- 聴診時は、視診により呼吸運動を確認し、"いま聴いている音が呼吸と同調しているかどうか"を確認しながら行います。
- 正常呼吸音"以外"の音が聴こえた場合、「吸気のタイミングで発生する音か」「呼気のタイミングで発生する音か」を確認することが必要です。気管支呼吸音、あるいは肺胞呼吸音と同じタイミングで発生する音であれば、異常な"呼吸音"であるということがわかります。
- 吸気・呼気のタイミングとずれる場合は、p.27で述べた周囲の音や、聴診器のズレの音などを除外できているか確認します。
- 聴診で手いっぱいで、いったい今、吸気を聴いているのか、呼気を聴いているのかわからない、ということでは正しい判断ができなくなってしまいます。

肺下部で聴こえた音は、腸蠕動音の可能性も
- ときに腸蠕動音も、異常呼吸音とまぎらわしいことがあります。

図5　腸蠕動音が聴取される可能性のある部位

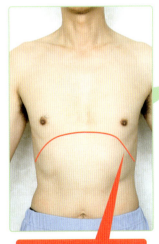

横隔膜に近い肺下部では腸蠕動音との混同に注意

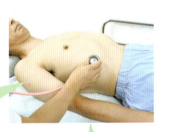

これは腸蠕動音!
- 場所が肺下部である
- 呼吸と関係なく鳴る
- 反復して聴こえない

- 腸蠕動音の場合、場所が横隔膜に近い肺下部である点(**図5**)と、呼吸とはまったく関係なく(しばしば呼気時間、吸気時間を超えて)鳴る点、反復性があまりない点など、慣れれば区別は難しくありません。
- しかし、呼吸と音の発生との関係がわからないと、間違ったアセスメントをしてしまう恐れがあります。

聴診のテクニック

Point 6 正しい表記で記録する

なぜ行う？ 正確な情報共有のため

- 聴診所見の記載法については、「正しく表記をする」ことが肝心です。これは多職種で情報を共有するうえで重要です。
- ポイントは、以下のような要素をきちんと認識して記述することです。
  ① 正常呼吸音が正常呼吸音として（気管支呼吸音と肺胞呼吸音が聴こえるべき場所で）聴こえているか
  ② 副雑音があるか
  ③ 副雑音が聴取される場合、以下の要素はどうか
  　a. どの場所で聴こえるか
  　b. 呼吸のどのタイミングで聴取されるか
  　c. どんな音が聴取されたか
- よく見られる**表1**の「×」のような記述は、多職種での共有ができないため、今後もう使わないようにしたほうがいいでしょう。

表1 不適切な記載と、正しい記載法

不適切な記載	正しい記載	解説
肺エア入り不良	右肺野で 肺胞呼吸音の減弱あり (a, c)	a：聴取された部位も併記し、"正しい用語"で記録しましょう。 c：「エア入り不良」は "呼吸音が減弱"、あるいは "聴取されない" ことをいっていることが多く、これも区別して書く必要があります。
肺音粗雑	背側両下肺野で 吸気時に ファインクラックルを聴取 (a, b, c)	c：聴取された副雑音の "種類" を明確にしましょう。「粗雑」という記載が見られるときは、副雑音、なかでも痰で発生するクラックルが聴こえていることが多く、それを記載します。
グー音 ブー音 ヒュー音 ギュー音　など	全肺野で 呼気時に Ⅱ度のウイーズを聴取 (a, b, c)	c：聴こえた音を、"自己流の表現" で記録するのはやめましょう。「グー音」「ブー音」はロンカイ、「ヒュー音」「ギュー音」はどちらかというとウイーズです。

肺機能検査の見かた

Point 1 肺機能検査では何を見ている？

肺機能検査は、肺の機能、すなわち、肺にどのくらい空気が出入りするのか、また、(特に空気が出るときの)抵抗、出にくさを数字で見るものです。

病変の性質や場所がわかる胸部X線画像と並んで、低コスト、気軽にできる検査として広く行われています。

検査結果の表を見ると、たくさんの数字が並んでいてめまいがしそうですが、肺機能の評価として見なくてはならない数字はそれほど多くありません。

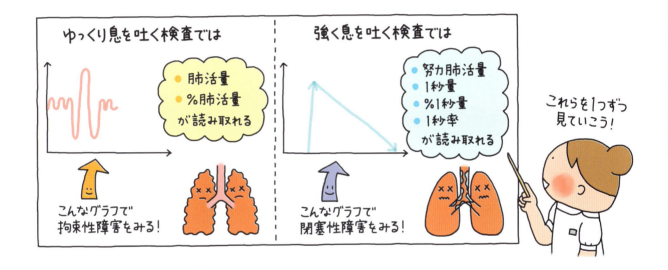

Point 2 肺活量①
肺活量は、「肺に出入りできる空気の最大量」

まずは肺活量（vital capacity、VC）、これは息をいっぱいに吸い込んだとき（最大吸気位）からいっぱいに吐いたとき（最大呼気位）の容量の差、言い換えると、肺に出入りできる最大の空気量です（図1）。

無理な力を加えずに、静かにゆっくりと息を吸ったり吐いたりして測定しますので、static（＝静的な）vital capacity（SVC）とも表記します。

肺活量の測定をするときは、ゆっくり吸ってゆっくり吐くようにします。これは気道（空気の通り道）の抵抗をなるべく少なくするためです。呼気を勢いよく吐くと（特に気道抵抗がある場合）、実際より低い値になってしまうのです。

肺機能検査の見かた

図1　肺活量の見かた

❶
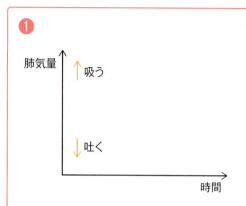
- 肺活量を測定するときに見られるグラフでは、X軸に時間・Y軸に肺気量の変化を記録します。
- Y軸の上向きが息を吸う方向、下向きが吐く方向です。

❷
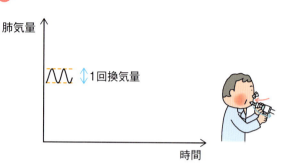
- まず、安静換気をします。
- 安静で呼吸をして、1回あたりの出たり入ったりする空気の量を1回換気量といいます。

❸
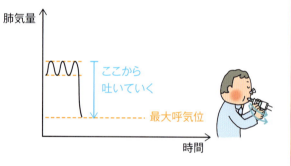
- 安静換気で吸い込んだところから、いっぱいに息を吐いていきます（ここのタイミングが、いっぱいに吸ってから吐くのではないのでちょっと難しいです）。
- グラフとしてはこんなふうになります。

❹
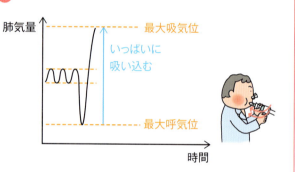
- 息を吐ききったら、次はいっぱいに息を吸い込みます。

❺
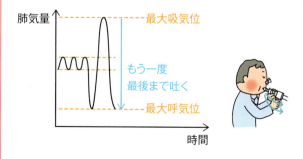
- もう一度いっぱいに息を吐いて、安静に戻ります。

❻
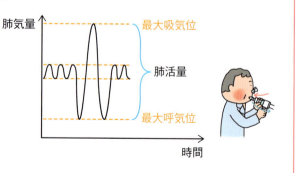
- 最大吸気位と最大呼気位の差が、肺に出入りできる空気の量ということで、肺活量と呼ばれます。

Point 3 肺活量②
％肺活量は、拘束性障害をアセスメントできる

　肺活量の正常予測式は年齢、性別、身長を用いて計算されます（表1）。高齢ほど低下し、男性が女性よりも大きく、身長が高いほど大きいです。逆に体重などは関係ありません。

　この式で計算された予測肺活量に対して、実際に測った患者さんの値を％で表したものを％肺活量（％VC）といいます。要するに予測値に対して何％である、ということを表す数値です。

　％肺活量の正常範囲は80％以上で、80％未満になると拘束性障害、と呼ばれます。

　肺胞が減るような疾患（気胸、無気肺、肺炎、胸水、肺水腫、COPD、肺結核、肺非結核性抗酸菌症）、肺が縮むような疾患（薬剤性肺障害〈間質性肺炎・肺線維症〉、ARDS）、肺切除後などでは、拘束性障害となり肺活量、％肺活量が低下します。

表1　予測肺活量の出し方

男性（18歳以上）
　予測肺活量（L）＝0.045×身長（cm）－0.023×年齢－2.258
女性（18歳以上）
　予測肺活量（L）＝0.032×身長（cm）－0.018×年齢－1.178

併せてアセスメント！

％VC＜80％と低下しているときは、
- 胸郭はきちんと動いているか
- 横隔膜の高さは適正か
- 聴診上、呼吸音は正常か・左右差はあるか
- 触診・打診上、左右差はあるか
- 肺切除の既往はあるか

などなどに注意して観察をする必要があります。

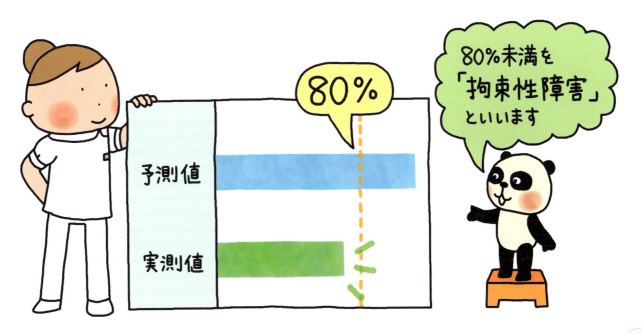

80％未満を「拘束性障害」といいます

肺機能検査の見かた

Point 4 　努力肺活量・1秒量①
努力肺活量は、強制呼気時の気道抵抗を見ている

肺機能検査でもう1つ必測？のものは、努力肺活量（forced vital capacity、FVC）や1秒量とかそういう数字で、これらは先の（普通の）肺活量と違って、「思いっきり強く、勢いよく息を吐く（＝強制呼気）」ことにより、あえて気道にかかる圧を上げて、呼気時の気道抵抗を見るものです。

努力肺活量や1秒量を測定するときには、フローボリューム曲線を見ることが多いので、その見かたを覚えておきましょう（図2）。肺活量のときのグラフとは異なり、X軸に肺気量・Y軸に気流の速度を記録します。

努力肺活量は強制呼気で見ましたが、強制呼気のときに見るべき数字はその他に1秒量、％1秒量、1秒率があります。これらも含めて、次項では努力肺活量からアセスメントできることを解説します。

図3　流速と残りの空気量の関係

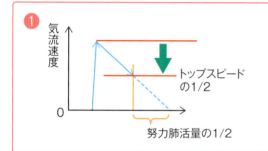

❶
- 最大吸気位からの吹きはじめが、呼気流速のトップスピードになります。
- その後どんどん吐いて、残りの空気量が努力肺活量の1/2になったところでは、流速もトップスピードの1/2になります。

❷
- 同様に、残りの空気量が努力肺活量の1/4になったところでは、流速も1/4になります。

❸
- 最後に息を吐ききる＝残りの空気量が0になったところで流速も0になります。

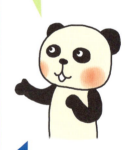

図2の⑤で起こっていることにクローズアップ！
これが、フローボリューム曲線の成り立ちです

図2 フローボリューム曲線の見かた

❶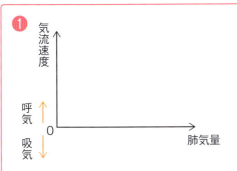
- Y軸の上向きが息を吐く方向、下向きが吸う方向です。
- つまり、肺活量のグラフの"逆"をイメージしていただくといいと思います。

❷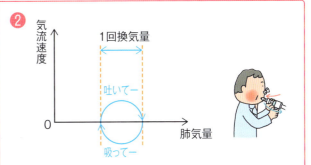
- まず安静換気をします。
- フロー(気流速度)とボリューム(肺気量)の関係がグラフになりますが、吸うときは、グラフは0の線よりも下を回り、吐くときは上を回ります。
- 安静換気ではくるくると円を描き、その横幅が1回換気量にあたります。

❸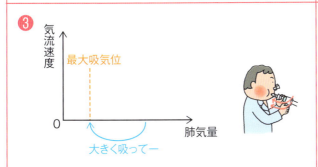
- こちらの合図で、ゆっくりといっぱいに息を吸い込みます。
- そのときにはグラフは大きく左に動きます(最大吸気位)。

❹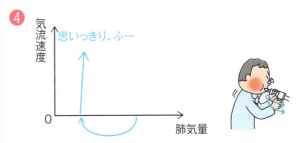
- 安静換気でいっぱいに吸い込んだところから、かけ声などを合図に思いっきり強く息を吐いてもらいます。
- 瞬間的に呼気流速がトップスピードになりますから、グラフとしてはこんなふうに、ほぼ垂直に立ち上がります。

❺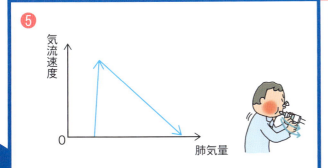
- その後の流速はストーンと、おおよそ残りの空気量に比例して減っていきます(図3)。

❻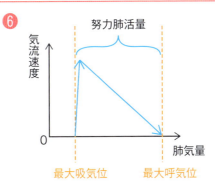
- 限界まで吐ききったところが最大呼気位で、最大吸気位と最大呼気位の差が肺活量です。
- この場合、「思いっきり強く、勢いよく息を吐いて」いますから、努力肺活量といいます。

肺機能検査の見かた

Point 5　努力肺活量・1秒量②
1秒量では、閉塞性障害をアセスメントできる

　努力肺活量はほぼ、普通の肺活量と同じ意味合いですが、強く息を吐くぶん、特に閉塞性障害がある症例だと低めの値になります。閉塞性、とは読んで字のごとく、空気の通り道（気道）が閉塞してしまうことです。COPDや気管支喘息など、気管支が狭窄、閉塞するような疾患が該当します。

　努力肺活量自体は特に正常との割合を問題にすることはありませんが、努力肺活量のうち最初の1秒間で吐いた空気の量＝1秒量は、割合が問題になります。

　1秒量の割合というのも、1秒率と％1秒量と2つあります（**図4**）。

　まずは1秒率。1秒率は、最初の1秒間で吐いた空気の量（1秒量）を努力肺活量で割ったものです（**表2-①**）。つまり息をいっぱいに吸い込んで（最大吸気位）、思いっきり強く吐きだしたときに、最初の1秒間に自分の肺活量のうち何％出せるか、というものです。

　もう1つの％1秒量というのは、％肺活量と同じく、1秒量の正常予測式を年齢、性別、身長を用いて計算し、それに対して実際に測った患者さんの値を％で表したものです。要するに予測値に対して何％である、ということを表す数値です。1秒量の正常予測式は、**表2-②**の通りです。

　要するに1秒率と％1秒量、どちらも1秒量がどの程度正常かを見る数字なのですが、割り算の分母が異なります。それで結果の意味合いも若干異なります。

表2　計算式

①1秒率
1秒率＝最初の1秒間で吐いた空気の量（1秒量）÷努力肺活量

②1秒量の正常予測式
男性（18歳以上）
　予測1秒量（L）＝0.036×身長（cm）－0.028×年齢－1.178
女性（18歳以上）
　予測1秒量（L）＝0.022×身長（cm）－0.022×年齢－0.005

➡②の式で得た予測値に対し、実測値が何％かを見たのが「％1秒量」

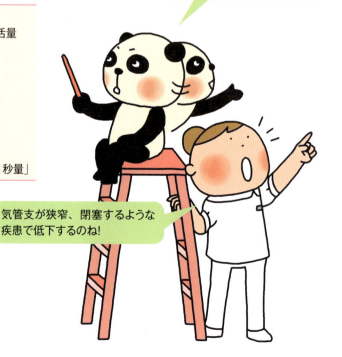

式を見ると難しそうだけど…要はこういうこと

気管支が狭窄、閉塞するような疾患で低下するのね！

図4 1秒量、1秒率、%1秒量

量

1秒量
最初の1秒間で吐いた空気の量

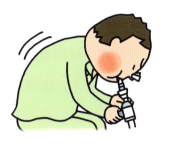
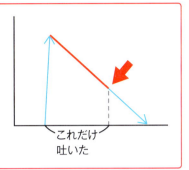
これだけ吐いた

割合

1秒率
1秒量を努力肺活量で割ったもの

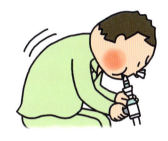
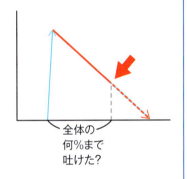
全体の何%まで吐けた?

%1秒量
年齢、性別、身長から計算した予測値に対し、実測値は何%かを見たもの

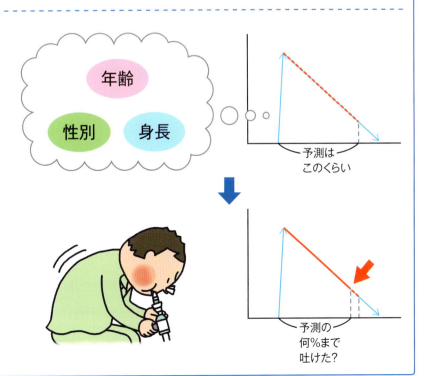

予測はこのくらい

予測の何%まで吐けた?

肺機能検査の見かた

Point 6 努力肺活量・1秒量③
1秒率と％1秒量の使い分け

1秒率の正常範囲は70％以上で、70％未満になると閉塞性障害と呼ばれます。前述の通り、COPDや気管支喘息など、気管支が狭窄、閉塞するような疾患では、1秒量、1秒率が低下し閉塞性障害となります。

1秒率が低いと閉塞性障害、なのですが、例えばスゴく重症のCOPD患者さんは努力肺活量も減っています。そうすると

$$1秒率 = \frac{最初の1秒間で吐いた空気の量（1秒量）}{努力肺活量}$$

この努力肺活量が小さくなるので、割り算の結果1秒率はかえって大きくなってしまいます。つまり、重症になると1秒率はあてにならなくなるのですね。

ですから、特に重症例の評価をするためには、正常予測値に対して何％か、という％1秒量を使うのです。COPDであれば、重症度分類（病期分類）は％1秒量で行います（p.107・表1）。

では逆に、1秒率なんていらないんじゃないの？と思われるかもしれませんが、1秒率は「正常と閉塞性障害の区別をつける」のにすぐれています。つまり正常かどうか、ちょっとの異常でもとらえることができます。

ですから、正常に近いところでは1秒率がすぐれていて、軽症から重症まで、広く評価をするには％1秒量がすぐれている、ということです。

併せてアセスメント！

1秒率＜70％と低下しているときは、COPDに特徴的な
- 樽状胸郭はないか
- 口すぼめ呼吸はないか
- 呼気の延長はないか
- 横隔膜の低位はないか
- 心尖拍動の位置は移動していないか
- 呼吸音減弱はないか
- 胸鎖乳突筋の発達はあるか

などなどの所見に注意して観察をする必要があります。

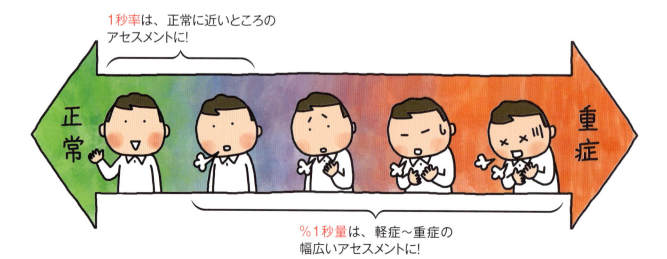

1秒率は、正常に近いところのアセスメントに！

％1秒量は、軽症〜重症の幅広いアセスメントに！

Point 7 努力肺活量・1秒量④
正しい測定ができているかにも留意する

Point④〜⑥で書いたように、数字によって「閉塞性障害」「気流閉塞」を定義しておりますが、「努力」肺活量ゆえに、患者さんの努力によって数字が変わってくることがあります。

思いっきり息を吐く、というところを思いきりが足りないと、数字が小さく出たりしてしまうのです。

その思いきりが十分かどうかは、フローボリューム曲線を見るとある程度わかります。フローボリューム曲線の成り立ちを思い出しましょう。

息をいっぱいに吸い込んでから、思いっきり息を吐きます（図5-①）。本来その瞬間、流速は最も速くて（ピークフロー）、その後は残っている空気に比例して流速が落ちていく、ということでした。

この最初の思い切りが足りないと、流速は勢いよく立ち上がらず、フニャッとなったりします。結果、こんな曲線になるのです（図5-②）。逆に、こんなフローボリューム曲線を見たら、きちんと努力できていない＝値もあてにならない、ということがいえるでしょう。

図5　適切に測定できていない場合のフローボリューム曲線

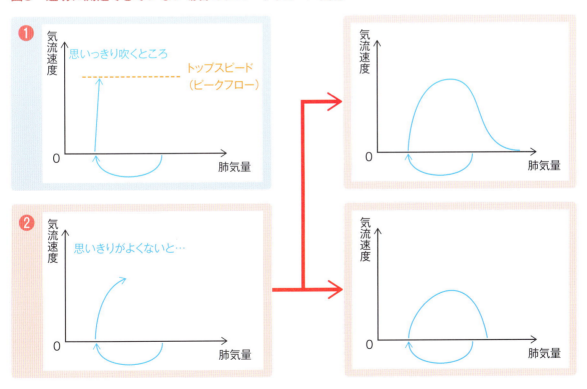

血ガス分析・結果の見かた

Point 1　血ガスでは、pH、$PaCO_2$、HCO_3^- などを見る

　高二酸化炭素血症かどうかを知るためには、動脈血ガス分析を行うのが基本です。呼気中のCO_2を測定する機器もありますが、まだまだ一般に普及しているとはいえません。

　低酸素血症かどうか（SpO_2〜PaO_2の値）は、パルスオキシメータ（サチュレーションモニター・経皮酸素モニター）を使用することで、おおよそ簡単にわかりますから、動脈血ガスを採って分析するのは、それでないとわからないもの、つまりpH、$PaCO_2$、HCO_3^-、アニオンギャップ（AG）などです。まあ、PaO_2以外全部、といえばそうです。これらは血ガス分析をしないとわかりません。

　動脈血ガスを見る意味は、主にpHを見たいがため。pHを決定するのはCO_2とHCO_3^-ですから、pHに異常があるときにはその原因が呼吸（CO_2を決定する）なのか代謝（HCO_3^-を決定する）なのか、そしてどういった状況であるかを知ることができます。

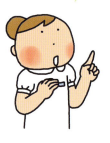

今回は呼吸性の変化にかかわるこの3つに着目します！

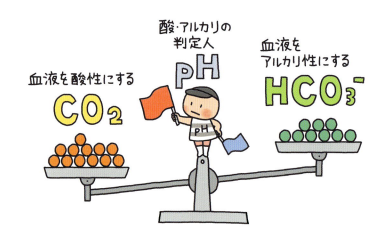

Point 2　血ガスで見る項目①pH　pHでは、アシデミア、アルカレミアを判断する

　血液が酸性であるか、アルカリ性であるかを示す指標です。pHの正常は7.4で、ごく狭い範囲（7.35〜7.45）に保たれています。

　pHが7.35よりも低い（酸性＝acid）状態をアシデミアといい、7.45よりも高い（アルカリ性）状態をアルカレミア、といいます。

Point 3

血ガスで見る項目② PaCO₂

$PaCO_2$ が増えるとpHは低くなる（酸性）

　動脈血ガス二酸化炭素分圧は、動脈血にどの程度二酸化炭素が溶けているか、という指標です。単位はTorrとかmmHgで表します。最近はTorr表記が多いですが、TorrとmmHgは同じと考えて差し支えありません。正常値は35〜45Torrです。

　CO_2は炭酸ガスというぐらいですから、CO_2が溶けている液体は酸性になります。CO_2が多ければ多いほど、その液体は酸性が強くなります。つまり、$PaCO_2$が高くなればなるほど動脈血のpHは低くなる（＝アシデミアに向かう）、これを呼吸性アシドーシスといいます。

　逆に、$PaCO_2$が低ければ低いほど、その液体はアルカリ性の度合いが高くなります。pHが高くなり（＝アルカレミアに向かう）、これを呼吸性アルカローシス、というのです。

　$PaCO_2$の値は換気量で決まりますから、$PaCO_2$値が異常であれば、呼吸数、呼吸の深さ、パターンに異常がないかどうかを確認します。

　アシデミアとアシドーシスは違うの？と思われる方も多いでしょう。ちょっとややこしいですが、アシデミアは「現在酸性であること」、アシドーシスは「酸性へ行こうとしていること」です（図1）。アシドーシスだけどpH7.4で正常、ということもあるのです。

図1　アシデミア・アルカレミアと、アシドーシス・アルカローシスの違い

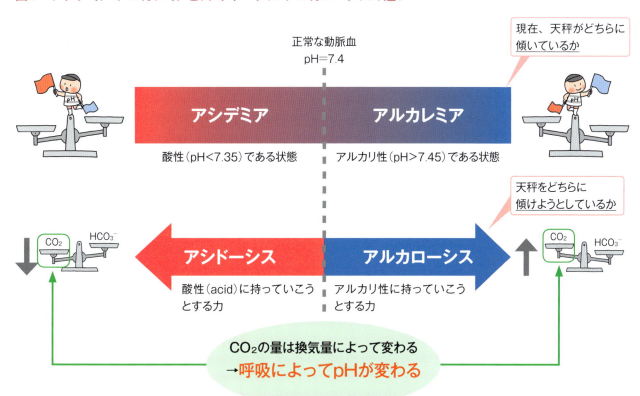

血ガス分析・結果の見かた

併せてアセスメント！

①$PaCO_2$値が高い（＞45Torr）場合

$PaCO_2$値が高い（＞45Torr）場合は呼吸性アシドーシスです。空気を吸入していて、$PaCO_2$＞45Torr かつ PaO_2≦60Torr になる状態を「Ⅱ型呼吸不全」といい（p.10）、換気量が減少している（呼吸数の低下か呼吸運動が小さくなっている）ことが考えられます。観察すべき項目は、換気量（1回換気量×呼吸回数）にかかわるもの、すなわち、胸郭の動き（1回換気量にかかわる）と呼吸数でしょう。

視診で胸郭運動の低下、左右差、それに呼吸数が減少しているかどうかなどに注意して観察しましょう。また、上下肢の動きなど、神経筋疾患にまつわる観察も必要になります。

胸部X線画像では、神経筋疾患や中枢性無呼吸などの肺以外の疾患においては、特に異常な所見は見られないでしょう。

また、高二酸化炭素血症に伴う図2のような症状が見られないかどうかを確認します。これらの所見が見られたら、CO_2ナルコーシスの危険信号です。注意して観察しましょう。

呼吸器疾患で高二酸化炭素血症になるのはCOPDが多いですから、COPD特有の身体所見なども確認しましょう（p.107）。

図2　高二酸化炭素血症に伴う症状

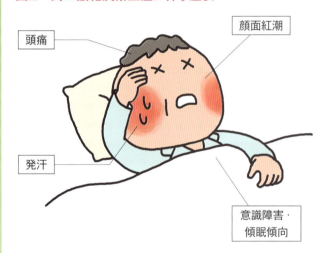
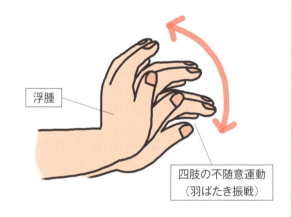

②$PaCO_2$値が低い（＜35Torr）場合

$PaCO_2$値が低い（＜35Torr）場合は呼吸性アルカローシスで、換気量の増加が考えられます。頻呼吸、呼吸パターンの変化を観察しましょう。

低酸素を伴っていればⅠ型呼吸不全（p.10）に該当し、肺の障害⇒低酸素⇒それに対する反応としての頻呼吸、という図式が成立します。肺胞が障害を受けている、減っているということは、診察所見や胸部X線画像で何らかの異常が認められる可能性が高い、ということになります。

診察所見だと、視診で胸郭運動の低下、呼吸数の増加、触診で声音振盪の減弱、打診で鼓音や濁音、聴診では呼吸音の減弱や異常などに注意して観察しましょう。

また、低酸素に伴う所見として、チアノーゼ、皮膚の冷感、興奮や不穏状態、血圧の上昇なども観察しておきましょう。胸部X線画像では、気胸やCOPDのように黒っぽくなったり、肺炎や胸水、無気肺などのように白っぽい陰影が見えてきたりします。

低酸素を伴っていなければ、過換気症候群や痛みによる過換気などが疑われますから、情動の要素や痛みがあるかどうかをしっかり観察します。

Point 4 血ガスで見る項目③ HCO_3^-
HCO_3^- が増えるとpHは高くなる（アルカリ性）

　HCO_3^- は重炭酸イオンで、アルカリ性の物質です。主に腎の尿細管で再吸収され、その再吸収の度合いによって動脈血pHが調節されます。正常値は22〜26mEq/Lです。

　呼吸器疾患の場合は、$PaCO_2$ が異常になって、HCO_3^- はその異常になった $PaCO_2$ を元に戻そうとする動き（代償）のためにアシドーシスやアルカローシスになるのです（図3）。

　で、その結果正常になればよし、代償しきれずに異常が残っている状態がアシデミア、アルカレミアなのです。

図3　呼吸器疾患での HCO_3^- の変化※

①HCO_3^- が高い（>26mEq/L）
→ 代謝性アルカローシス

②HCO_3^- が低い（<22mEq/L）
→ 代謝性アシドーシス

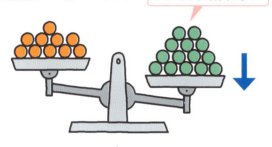
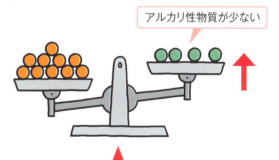

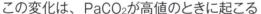

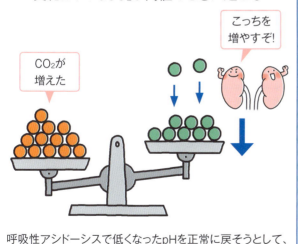

この変化は、$PaCO_2$ が高値のときに起こる

この変化は、$PaCO_2$ が低値のときに起こる

呼吸性アシドーシスで低くなったpHを正常に戻そうとして、HCO_3^- が上昇していく

呼吸性アルカローシスで高くなったpHを正常に戻そうとして、HCO_3^- が低下していく

※代謝性アシドーシス・アルカローシスは別の機序で起こることもある（詳細はp.50参照）。

血ガス分析・結果の見かた

❶ 呼吸性アシドーシス

例えば呼吸性アシドーシスになると、動脈血は酸性に傾き、アシデミアになりますが…(**図4-①**)。

その状態を代償すべく、腎臓がHCO_3^-をがんばって再吸収します(代謝性アルカローシス)。ただその代償反応は、腎臓における再吸収の調節によりますので数日程度、時間がかかります。

ですから数日以内の急性期であれば、HCO_3^-は22〜26 mEq/Lの正常範囲ですし、時間が経っていれば>26mEq/Lの代謝性アルカローシスとなります。逆にいいますと、呼吸性アシドーシスなのにHCO_3^-が正常範囲、ということは、呼吸性アシドーシスになってすぐの状態である、ということになります。

すなわち、HCO_3^-の値を見れば、呼吸性アシドーシスが急性(数日以内)に起こったものなのか、ある程度慢性に存在しているのかがわかるのです。

ある程度の時間、呼吸性アシドーシスが存在し、それを代償すべく代謝性アルカローシスが生じて、きちんと代償できていると、pHは7.4付近の正常範囲に収まります(**図4-②**)。

それが、呼吸状態が悪化したりすると、腎臓による補正が追いつかず、差し引きちょっと酸性(アシデミア)になったりするのです。これはなんとかしなくてはいけません(**図4-③**)。

図4　呼吸性アシドーシスの代謝性代償

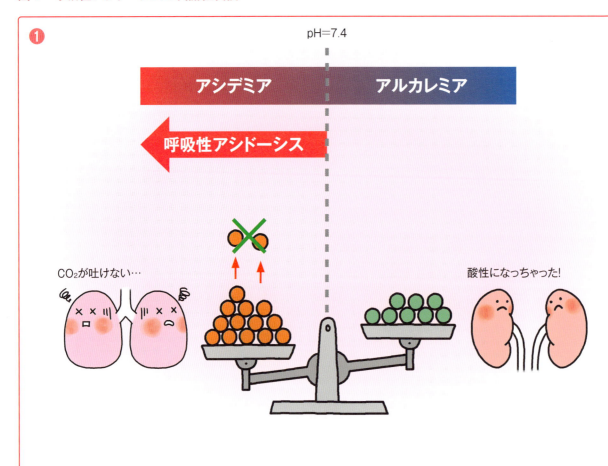

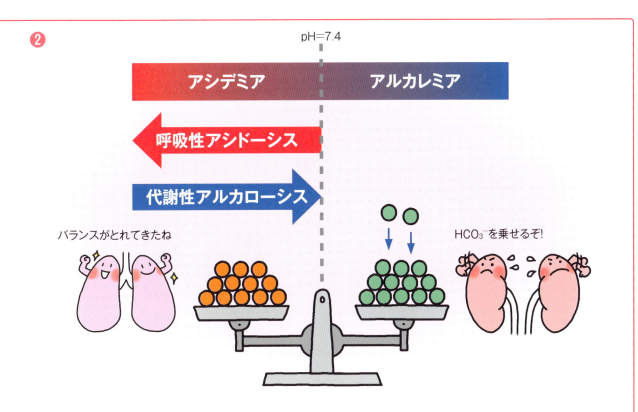

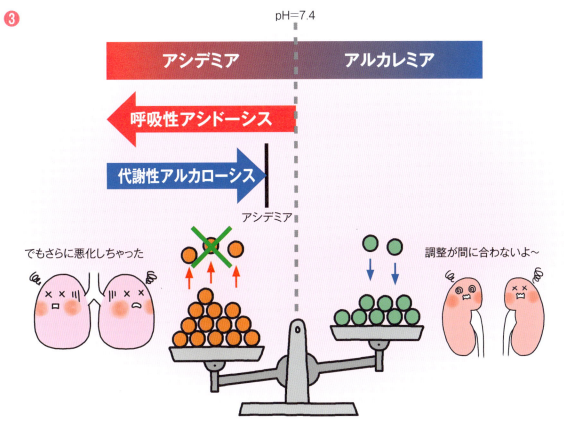

血ガス分析・結果の見かた

❷ 呼吸性アルカローシス

　逆に頻呼吸が原因で呼吸性アルカローシスになると、動脈血はアルカリ性に傾く（アルカレミア）のですが…（図5-①）。

　その状態を代償すべく、腎臓がHCO_3^-の再吸収を制限し、HCO_3^-の量を減らします（代謝性アシドーシス）。ただその代償反応は、腎臓における再吸収の調節によりますので数日程度かかります。

　ですから数日以内の急性期であれば、HCO_3^-は22～26 mEq/Lの正常範囲ですし、時間が経っていれば＜22mEq/Lの代謝性アシドーシスとなります。逆にいいますと、呼吸性アルカローシスなのにHCO_3^-が正常範囲、ということは、呼吸性アルカローシスになってすぐの状態である、ということになります。

　すなわち、HCO_3^-の値を見れば、呼吸性アルカローシスが急性（数日以内）に起こったものなのか、ある程度慢性に存在しているのかがわかるのです。

　ある程度の時間、呼吸性アルカローシスが存在し、それを代償するべく代謝性アシドーシスが生じて、きちんと代償できていると、pHは7.4付近の正常範囲に収まります（図5-②）。

　それが、呼吸状態が変化したりすると、腎臓による補正が追いつかず、差し引きちょっとアルカレミアになったりするのです（図5-③）。

図5　呼吸性アルカローシスの代謝性代償

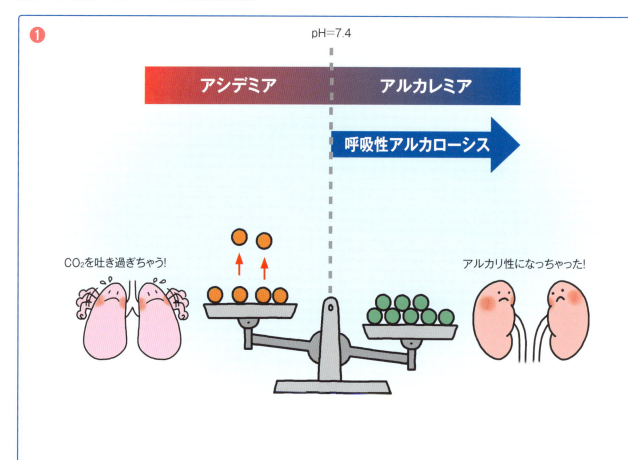

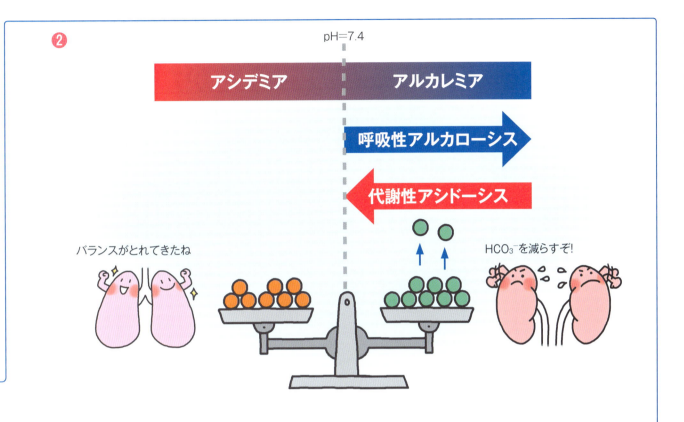

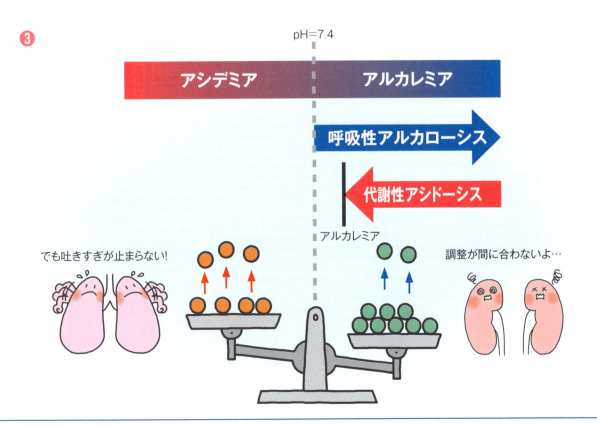

血ガス分析・結果の見かた

Point 5 呼吸器疾患での血ガスの見かた

　というわけで、呼吸器疾患における動脈血ガスは**図6**のようにアセスメントしていきます。慣れると意外に簡単にアセスメントできるようになりますよ。

図6　呼吸器疾患での血ガスの見かた

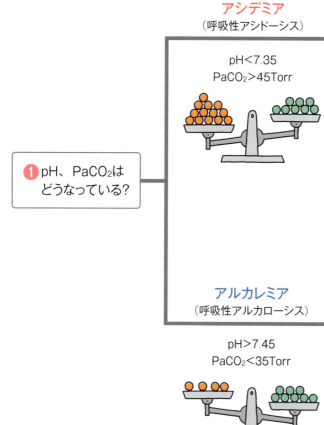
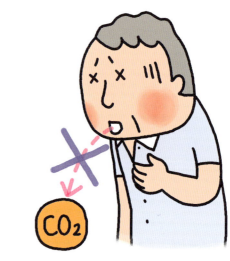
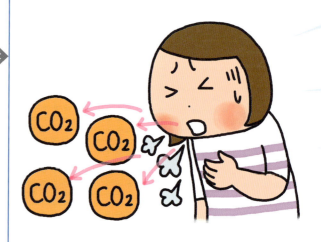

換気量の減少はない?
　↳ 呼吸数の低下や呼吸運動の低下

CO₂ナルコーシスになっていない?
　↳ 意識状態など

疾患や喫煙の影響は?
　↳ COPDの既往・喫煙歴

これまでの経過は?
　↳ 過去の血ガス

❸ 腎臓での代償はどうなっている?

HCO₃⁻＞26mEq/L（代謝性アルカローシス）

➡ 呼吸性アシドーシスになってから数日以上経過している

代償している

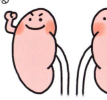

HCO₃⁻＝22〜26mEq/L（正常範囲）

➡ 呼吸性アシドーシスの急性期である

まだ代償していない

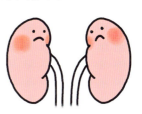

過換気症候群?
　↳ 情動の変化、痛みなどの有無

低酸素血症はない?
　↳ 血ガス（PaO₂）

（低酸素血症があれば）その原因は?
　↳ 視診、打診、聴診、
　　バイタルサイン、胸部X線など

❸ 腎臓での代償はどうなっている?

HCO₃⁻＜22mEq/L（代謝性アシドーシス）

➡ 呼吸性アルカローシスになってから数日以上経過している

代償している

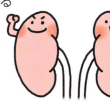

HCO₃⁻＝22〜26mEq/L（正常範囲）

➡ 呼吸性アルカローシスの急性期である

まだ代償していない

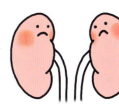

代謝性アシドーシス・アルカローシスの見かた

- ここまでは血ガスの「呼吸性」の変化について解説してきましたが、血ガスの値を変動させるもう1つの要因に「代謝性」の変化があります。
- 「血ガスを読める」と言えるようになるため、呼吸器の話を少し離れて、代謝性の変化について解説します。

Point 1　代謝性アシドーシスの見かた

- 代謝性アシドーシスでは、pH<7.350、HCO_3^-<22となります。
- ここで、pHの天秤を思い出してみましょう。「呼吸性アシドーシス」は、「CO_2が増える」＝天秤の左側が重くなることによって起こるアシドーシスでした。
- それでは、もう1つの「代謝性アシドーシス」は、「HCO_3^-が減る」＝天秤の右側が軽くなることによるアシドーシス……と思いたいところですが、原因はそれだけではありません。
- 代謝性アシドーシスの天秤を、もう一度よく見てみましょう（**図1**）。すると天秤のCO_2側に、CO_2とは違うものが乗っているのがわかります。
- これは代謝によって体内でつくられた酸（乳酸、リン酸、ケトン体など）です。つまり、代謝性の変化により、CO_2とは異なる酸が増加し、それにより天秤が傾く、というパターンもあるのです。
- まとめると、代謝性アシドーシスには、代謝により酸が増えるものと、HCO_3^-が減るものの2つのパターンがあります。それでは、血ガス分析の結果をみて、「pH<7.350、HCO_3^-<22、代謝性アシドーシスだ！」と考えたとき、次に何を確認すれば、その見極めができるでしょうか。
- 答えは、図1で登場した"虫メガネ"、すなわちアニオンギャップ（anion gap、AG）を見ることです（**図2**）。AGが増加しているか、していないかをチェックすれば、代謝性アシドーシスがどちらの原因で起こっているかを判断することができるのです（**図3**）。

図1　代謝性アシドーシスの2つの原因

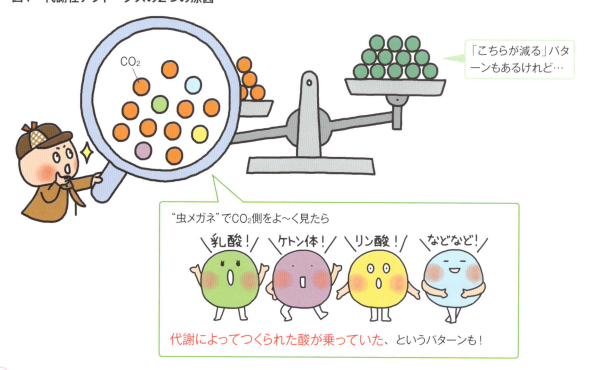

図2 アニオンギャップ

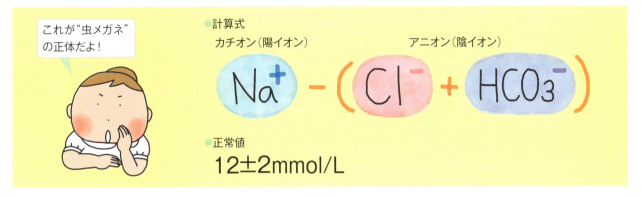

図3 アニオンギャップの見かたと、代謝性アシドーシスの原因

① **AG増加**（AG＞12±2mmol/L）＝**代謝でつくられた酸がいる！**

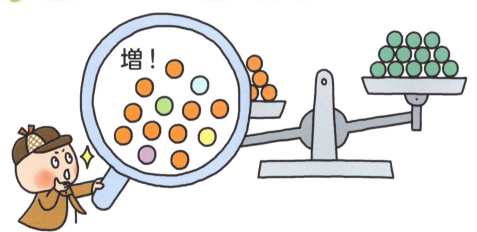

代謝による酸の増加がある代謝性アシドーシス

原因となる疾患・状態には
- 敗血症
- 糖尿病性ケトアシドーシス
- 尿毒症

などが挙げられる

② **AG増加がない**（AG＝12±2mmol/L）＝**代謝でつくられた酸はいない！**

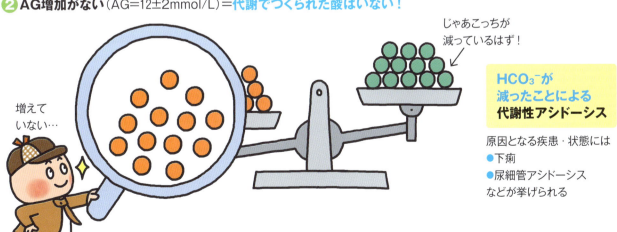

HCO_3^-が減ったことによる代謝性アシドーシス

原因となる疾患・状態には
- 下痢
- 尿細管アシドーシス

などが挙げられる

代謝性アシドーシス・アルカローシスの見かた

Point 2 代謝性アルカローシスの見かた

- 代謝性アルカローシスでは、pH＞7.450、HCO_3^-＞26となります。
- こちらは代謝性アシドーシスとは逆に、酸を喪失するか、HCO_3^-が増えることにより起こります。
- 「酸を喪失する」原因としては、嘔吐による胃酸の喪失や、低カリウム血症などが、「HCO_3^-が増える」原因としては、HCO_3^-を含む物質の投与・摂取が挙げられます。
- その他に、呼吸器疾患に関連して知っておきたいのは、呼吸性アシドーシスの患者さんに人工呼吸など強制換気を行った後に起こる代謝性アルカローシスです（図4）。

図4　強制換気後に起こる代謝性アルカローシス

呼吸性アシドーシスの患者さんに

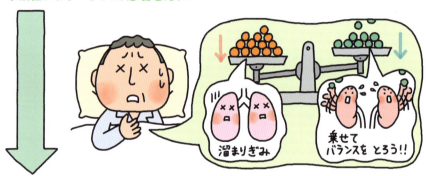

人工呼吸器を導入すると…

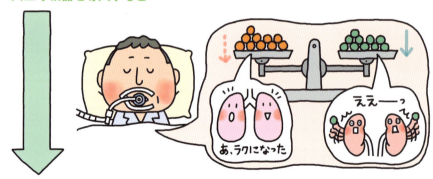

一度始まった代償はすぐには止められないため、このようなことが起こるんだ！

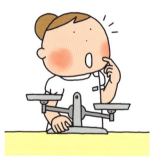

代謝性代償（アルカリ性へ行こうとする力）だけが残り、天秤がアルカレミアのほうに傾いてしまうのです！

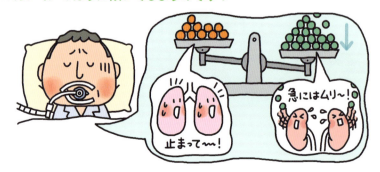

Point 3 代謝性の変化があるときの血ガスの見かた

- 代謝性アシドーシス・アルカローシスの際の血ガスの見かたを**図5**にまとめます。
- 代謝性アシドーシス・アルカローシスでも、ある程度その状態が持続すると代償が起こります。その結果は、$PaCO_2$に現れてきます。

図5 代謝性の変化があるときの血ガスの見かた

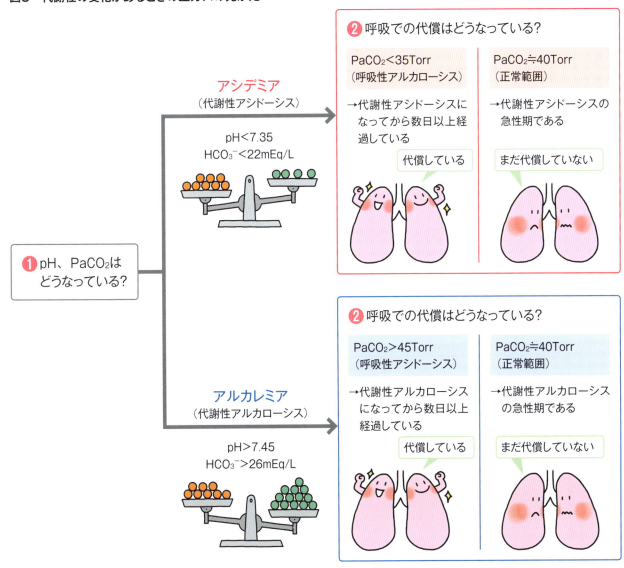

「pHが正常」の際のアセスメント

- pHが低くなっていればアシドーシス、高くなっていればアルカローシスですが、pHが正常範囲内であれば「異常なし」かというと、そうとも限りません。
- それは天秤自体が釣り合っていても、健康な状態で釣り合っているのと、代償の結果釣り合いをとっているのとではまったく意味が違うからです（**図1**）。
- 代償が起こったうえでの「pH正常」の場合、$PaCO_2$とHCO_3^-は表1のような数値になりますので、おのおのの病態を見極める必要があります。

図1　pHが正常な場合に考えられること

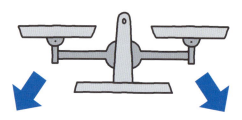

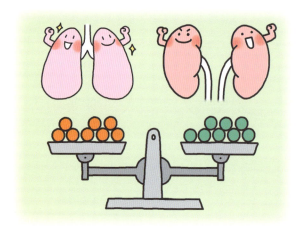

健康な状態

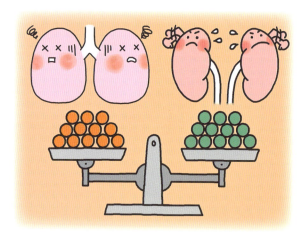

代償で釣り合わせている状態

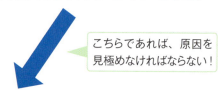

こちらであれば、原因を見極めなければならない！

表1　代償により、pHが正常になっている場合のアセスメント

$PaCO_2$>45Torr かつ HCO_3^->26mEq/L	$PaCO_2$<35Torr かつ HCO_3^-<22mEq/L
$PaCO_2$を上げる要素 ●肺の基礎疾患（COPDなど） ●胸郭運動が制限される疾患（神経筋疾患や脊柱側弯症など） ●PaO_2の低下 **HCO_3^-を上げる要素** ●嘔吐 ●低カリウム血症	**$PaCO_2$を下げる要素** ●PaO_2の低下 ●薬剤の影響 ●疼痛や情動変化 **HCO_3^-を下げる要素** ※AGとあわせて判断する（詳細はp.50）

BEの見かた

Point 1　BEが変化＝代謝性の変化がある証

- BE（base excess、塩基過剰）はpHやPaCO$_2$、HCO$_3^-$などから計算で出される数値で、その血液が37℃でPaCO$_2$＝40Torrとしたときに、pHを7.400にするために必要な酸や塩基（アルカリ性物質）の量を表すものです。
- 正常値は－2～＋2mEq/Lです。
- 塩基「過剰」という言葉通り、＋なら塩基が多い、ということで、－なら酸が多い（塩基が少ない）、ということになります。
- BEは体内のアルカリ性物質の量を見ているので、代謝性にどうなっているか、ということのめやすになります。BEが正常であれば、代謝性の異常はない、BEが変化していれば代謝性の異常あり、となります（表1）。

Point 2　HCO$_3^-$と違い、PaCO$_2$の影響を受けない

- 結局はHCO$_3^-$と同じことではないか？と思われるかもしれませんが、HCO$_3^-$はPaCO$_2$が変化すると水に溶けているCO$_2$の量が変わるので影響を受けてしまいます。そのため、PaCO$_2$＝40TorrとしたときのHCO$_3^-$の正常からの動きを表す項目をつくった、それがBEなのです。
- とはいえ、まずは本文の方法で、血ガスの解釈を行っていくとよいでしょう。

表1　BEの変化が表すもの

BE＞＋2mEq/L
　⇒代謝性アルカローシス

BE＜－2mEq/L
　⇒代謝性アシドーシス

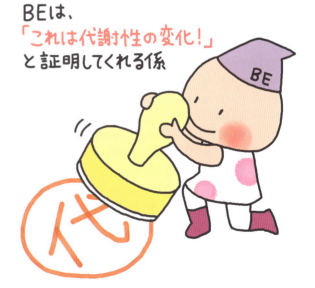

BEは、
「これは代謝性の変化！」
と証明してくれる係

胸部X線画像の見かた

Point 1　肺の色を見る①
白・黒の原則と正常な肺の色を知ろう

❶ とりあえず「白」「黒」の原則！

まずは画像を眺めてみましょう（**図1**）。X線画像は"白黒"になっていますね。

これは、密度が0 g/cm³のところが黒く、1 g/cm³以上のところが白く写るように条件を決めて画像をつくっているのです。

ですから身体の外＝空気は黒く写りますし、筋肉・骨・心臓や血管などは白く見えるのです。

❷ 「正常な肺」はどう見える？

では、図1における肺はどうでしょう。

けっこう黒っぽく見えますが、体外の空気ほどではありません。若干白っぽくなっています。はたしてその度合いはどの程度か。

肺の組織を拡大して模式化すると、**図2**のようになっています。肺胞の"壁"は組織であり、ほとんど水と同じ密度（1 g/cm³）です。一方、肺胞腔"内"は空気で満たされています。

でまあ、パッと見、空気と水の割合は9：1程度。すなわち肺組織は9割が空気ということですから、肺組織の密度は0.1 g/cm³、つまり密度は水の10分の1であるということになります。

X線画像における黒っぽさ（白っぽさ）は密度に比例していますから、肺の黒さは完全な空気（真っ黒）よりは1割程度白っぽくなっている、そんな感じで考えていただければいいのではないかと思います。

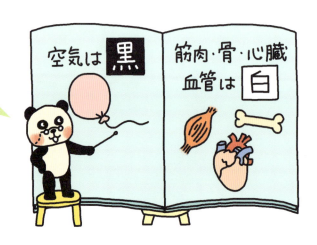

黒いところ、白いところが何を表すか知っておこう！

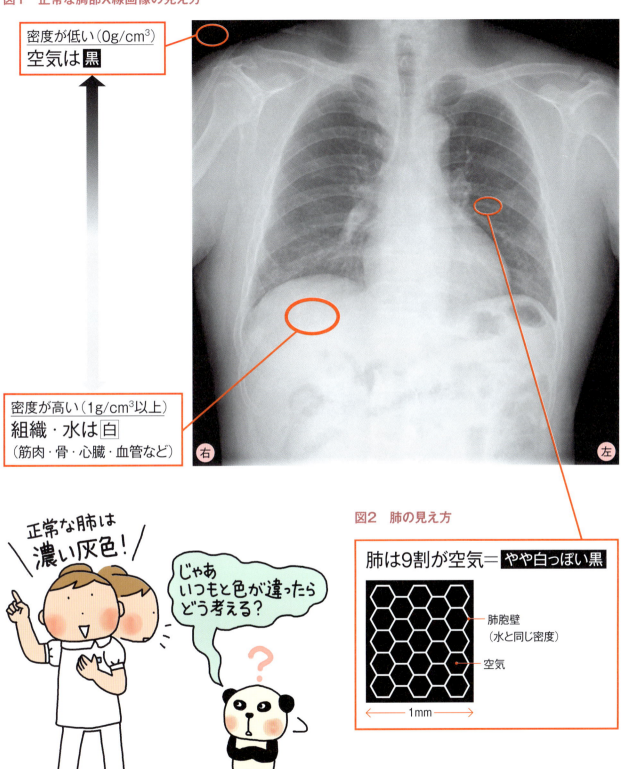

図1 正常な胸部X線画像の見え方

密度が低い（0g/cm³）
空気は黒

密度が高い（1g/cm³以上）
組織・水は白
（筋肉・骨・心臓・血管など）

正常な肺は濃い灰色！

じゃあいつもと色が違ったらどう考える？

図2 肺の見え方

肺は9割が空気＝やや白っぽい黒

肺胞壁（水と同じ密度）
空気
1mm

胸部X線画像の見かた

Point 2 　肺の色を見る②
肺の色の変化を読み解こう

　その「正常な肺」が、破壊されたり空気に置き換わったりすることでより空気に近い密度になると、その場所は黒くなります（**図3-①**）。

　COPDのように、通常の肺よりも密度が低くて、X線の吸収が少なく、結果、肺よりも黒く写ってくるところを低吸収域といいます。

図3　異常な肺の構造と見え方

❶肺胞が減る→より黒くなる　　低吸収域（X線の吸収が少ない）

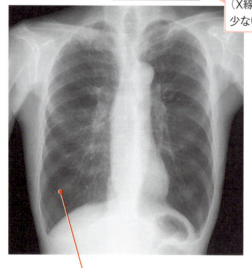

空気に置き換わる

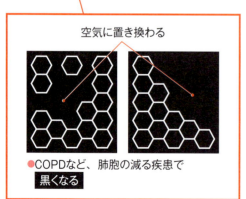

● COPDなど、肺胞の減る疾患で 黒くなる

❷水が増える→白くなる　　高吸収域（X線の吸収が多い）

A．肺胞腔内に水が溜まる

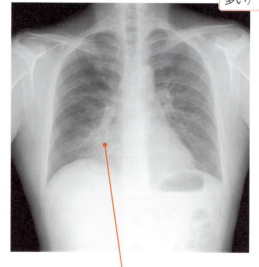

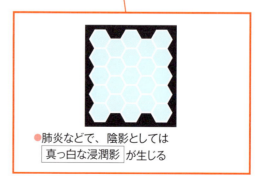

● 肺炎などで、陰影としては 真っ白な浸潤影 が生じる

逆に、肺胞の中に水が浸出してきたり、できものができたりして、本来の肺よりも水濃度に近くなれば、その場所は白っぽく見え、そこを高吸収域といいます。

　肺よりも密度が高く、X線が多く吸収されてしまうから、この名前になるのです。

　肺が白くなる画像は、「水」の溜まる場所により、**図3-②**の3つに分けられます。

このほか、肺がんなどでは白い固まりが見えます

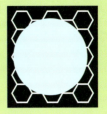

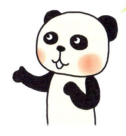

B. 肺胞壁内に水が溜まる

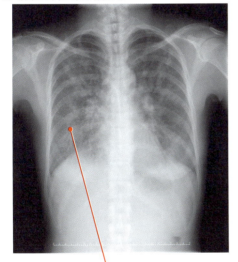

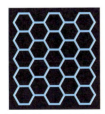

- 間質性肺炎などで、陰影としては すりガラス影 が生じる

C. 肺胞腔内、肺胞壁内の両方に水が溜まる

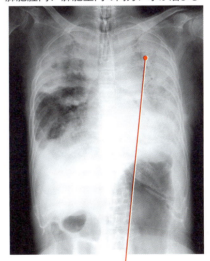

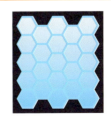

- A、Bの特徴を併せもつ状態
- 肺水腫などで、陰影としては 浸潤影 ないし すりガラス影 が生じる

胸部X線画像の見かた

Point 3 肺の構造物を見る①
正常像で見える**構造物**を知ろう

　で、もう一度正常像を見てみましょう（**図4**）。正常の胸部X線画像では、「気管・気管支（①〜③）」「動静脈および心臓（④〜⑪）」「横隔膜（⑫〜⑬）」「その他（⑭〜⑰）」といった構造物を見ていきます。

　これらはすべて「線」を認識しています。胸部X線画像を見るときのポイントの1つは、こういう本来見えているべき「線」が、「移動していないか」「消えていないか」という観点です。

　移動したり消えたり、ということにはきちんと意味がありますから、「そもそもどこにどういう線が見えているのが正常か」ということを知っておく必要があります。

　そのためには、正常な胸部X線画像を「これが正常だ」と思いながら何度も見る、そしてそれぞれの線を意識する、地味ですがこれに尽きると思います。

図4　胸部X線画像に通常現れる構造物

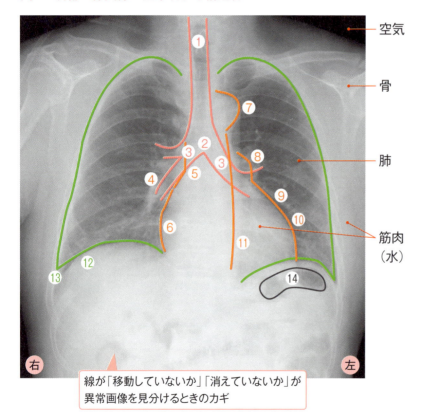

線が「移動していないか」「消えていないか」が異常画像を見分けるときのカギ

気管・気管支
① 気管
② 気管分岐部
③ 主気管支

動静脈および心臓
④ 肺動脈（肺門）
⑤ 右1弓（上大静脈）
⑥ 右2弓（右房）
⑦ 左1弓（大動脈弓）
⑧ 左2弓（肺動脈）
⑨ 左3弓（左房）
⑩ 左4弓（左室）
⑪ 下行大動脈

見え方の詳細はp.62〜63参照

横隔膜
⑫ 横隔膜
⑬ 肋骨横隔膜角

その他
⑭ 胃泡
⑮ 腸管ガス
⑯ 骨（椎骨・鎖骨・肩甲骨・上腕骨・肋骨）
⑰ 軟部組織（頸部〜肩周囲、胸部、腹部）

Point 4 肺の構造物を見る②
線が移動する理由を読み解こう

　正常像で見えている「線（構造物と肺・空気との境界線）」が移動するのは、構造物が移動していることを意味します。移動するということは、構造物が圧されているか引っ張られているか、何らかの力が働いているということです（図5）。

　逆にいうと、線が本来あるべき場所から移動している場合、何らかの病変があって圧されたり引っ張られたりしている可能性がある、ということです。

図5　線が移動する原因

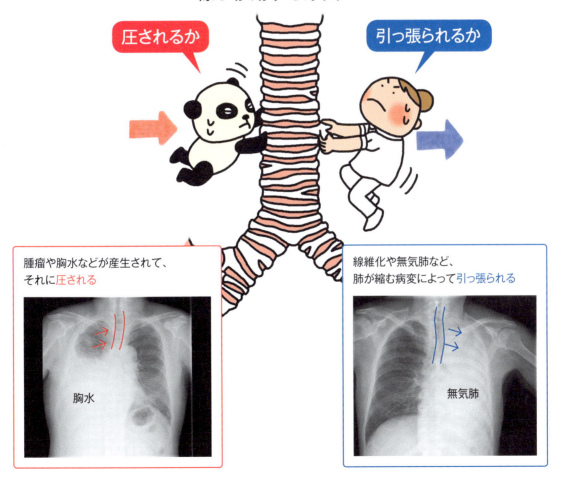

胸部X線画像の見かた

Point 5 肺の構造物を見る③
見えるはずの線が消える理由を読み解こう

図6 シルエットサインのイメージ

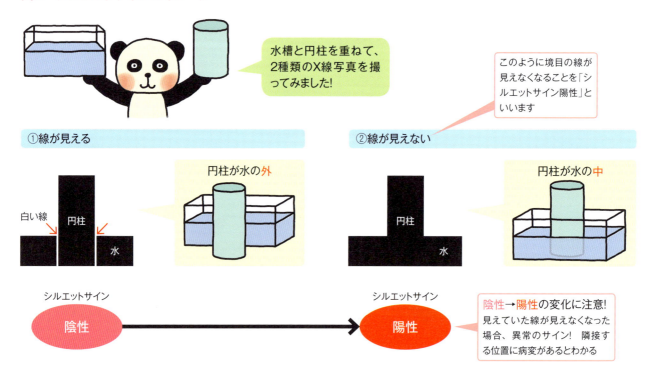

　本来見えているはずの線が出ていない（境界が見えない）ことを「シルエットサイン陽性」といいます。これは肺炎で生じる陰影が"どこにあるか"や、心臓や横隔膜の陰などで見えにくい陰影を知るのに有用です。

　ここで、**図6**を使って、シルエットサインを説明しましょう。「円柱（水と同じ密度）」と「水の入った水槽」があるとします。

　左側（図6-①）は円柱が水の外にあります。これでX線写真を撮ると、円柱と空気の境界線が線として認識されます（白い線）。右側（図6-②）は円柱が水の中に入っています。すると水に浸かっている円柱部分は、隣が空気ではないので（密度差のない物質が隣接していることになり）、水との境界線は認識できません。

　左側のように線が見えているものは「シルエットサイン陰性」と呼び、右側のように線が見えなくなった状態を「シルエットサイン陽性」といいます。

　もともと見えているべき線（p.60参照）に"病変が隣接"することで、線が消えてしまった状態がシルエットサイン陽性、ということになります。

　胸部X線画像を読み取る際、主に使う線と、その線が接している肺葉は**図7**の通りです。

図7 シルエットサインの見かた

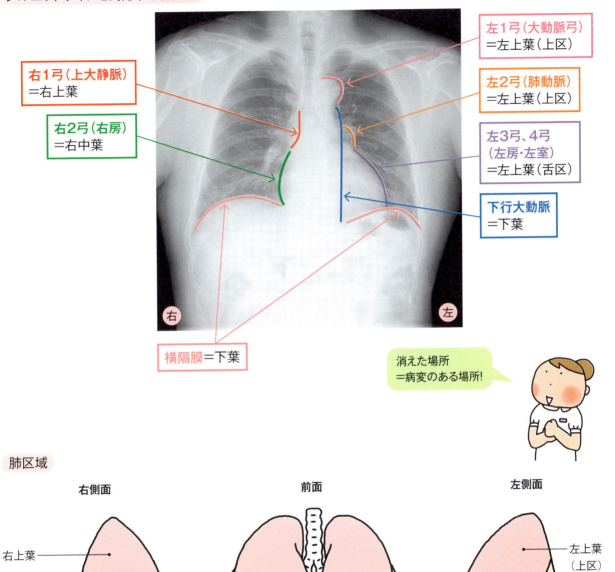

胸部X線画像の見かた

Point 6 病変の場所を表す言葉

1 場所を表す5つの言葉

胸部X線において、病変の場所を表す言葉は大きく分けて5つあります。

まずは肺のてっぺん、肺尖部（図8-①）。これは鎖骨の上の領域を指します。

それから肺動脈の主幹部あたりを指す、肺門部（図8-②）。これらはいろいろな疾患の好発部位であったりもしますので、ちょっと"特別扱い"ですね。

あとは肺野を3つに区切って、上中下で表します。上肺野、中肺野、下肺野（図8-③〜⑤）といいます。だいたい3等分して呼んでおけば大丈夫です。

2 「上肺野・中肺野・下肺野」は「上葉・中葉・下葉」とは異なる

これらの用語は、じつはちょっとややこしいのですが、解剖上の「上葉」「中葉」「下葉」に対応する言葉ではありません。

胸部X線画像の正面像では、肺を正面から見ることになりますので、左肺の上葉と下葉はかなり重なっています。でも右肺の中肺野には上葉と下葉があり、下肺野には中葉と下葉が含まれています（図9）。

このように、正面から見た胸部X線画像では上葉か中葉か下葉かはわかりませんので、便宜的に「胸部X線画像正面像のどこに陰影が見られるか」を表す言葉として、上肺野、中肺野、下肺野という言葉を使っているのです。

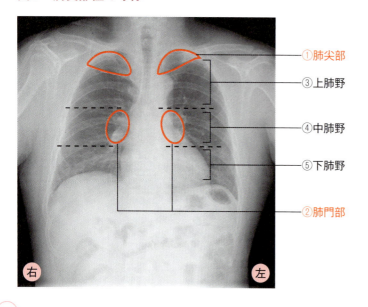

図8　病変部位の呼称

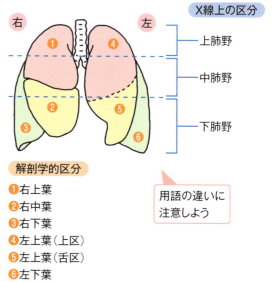

図9　肺の区分

Point 7 胸部X線画像を読むときの流れ

　胸部X線画像を読む際の基本的な順序は、まあ流派によっていろいろですが、私がオススメしているのは、以下の方法です(**図10**)。

図10　胸部X線画像の読み方

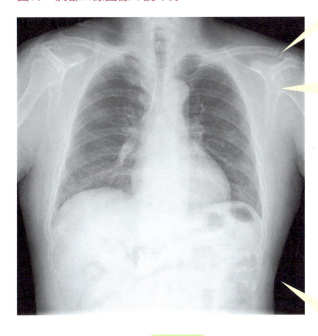

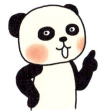

たったの3ステップ

❶ パッと見の形・バランスは、おかしくない?

❷ よく陰になって見落としがちなところ、大丈夫?

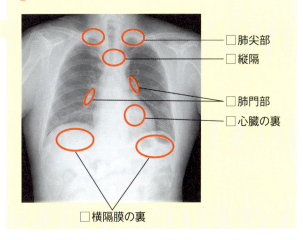

- □ 肺尖部
- □ 縦隔
- □ 肺門部
- □ 心臓の裏
- □ 横隔膜の裏

❸ 肺野を全体的に、左右対称に見る

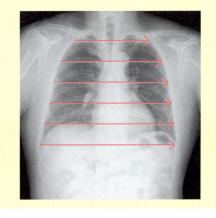

胸部X線画像の見かた

❶ パッと見で、形・バランスがおかしいかどうかを見る

肺の大きさを見ることで、肺が伸びているか・縮んでいるかがわかります。
・肺が伸びる：COPDなど
・肺が縮む：肺線維症、肺結核・肺非結核性抗酸菌症、気胸、無気肺など

バランスがおかしい、左右の対称性が崩れている場合も、片側が縮んでいるかどうかを確認します。

❷ 物陰になりそうなところを見る

次に、物陰になりそうなところを重点的に見ていきます。

具体的には、肺尖部、縦隔、肺門部、心臓の裏、横隔膜の裏あたりです（図10-②）。

❸ 肺野を全体的に、左右対称に見る

物陰をチェックし終わったら肺野を見ていきますが、肺野で"目立つ影"を見つけることは、それほど難しくありません。

問題は"微妙な影"ですが、そういうものを見つけるのは医師の仕事です。それでも、できるだけ多くの所見を見つけたい、というやる気に満ちた方のために、微妙な陰影の見つけ方を申し上げます。

それは、左右の同じ高さの肺野を対称的に見比べる、ということ。

本来、肺野の濃度は左右同じようなものです。心臓があるため多少は対称性が崩れていますが、ベースになる肺野を走る血管はわりと対称的に分岐していますし、血流も同じ高さであれば同じ、つまり血管の太さは同じ高さであれば同じなのです。

ですので「間違い探し」のように、左右をよ～く見比べながら視線を動かして、微妙な濃度の差を見つけ出すことができれば、異常な陰影を感知することができます。

例えば、こんな陰影はどうでしょうか。

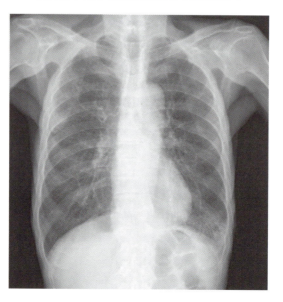

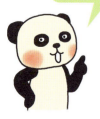

左右をよ～く見比べることが重要です。白黒の差、見つけられましたか？

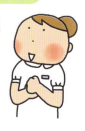

例えばこの症例の正解はp.97へ！

ポータブル写真を見るコツ

Point 1　縦隔と心陰影が拡大されて見える

- 通常立位で撮影するX線画像（**図1-①**）では、X線の線源は身体の後ろ（posterior）にあり、X線は後ろから前（anterior）に通り抜けます。こういう撮り方で撮られた画像をPA像といいます。
- 救急の現場などでは患者さんが立位を取れないことが多く、仰臥位のままで背中に蛍光板などを敷いて、前からX線を当てます（**図1-②**）。前から後ろにX線が通り抜けるのでAP像とか、ポータブル写真と呼ばれます。
- ポータブル写真の特徴は、縦隔や心陰影が大きく見える、ということです。縦隔の大きな血管や心臓は前の方にあるので、より線源に近づくAP像では拡大して写るのです。

図1　PA像とAP像

①PA像

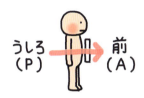
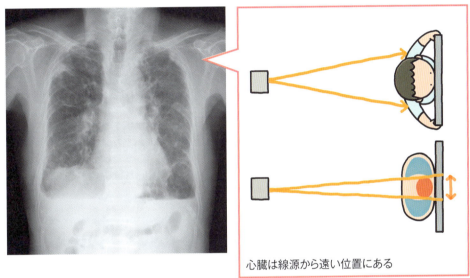

心臓は線源から遠い位置にある

②AP像

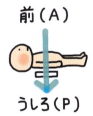
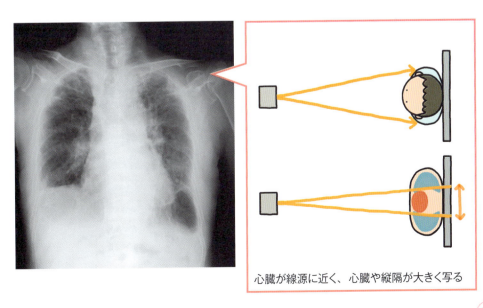

心臓が線源に近く、心臓や縦隔が大きく写る

ポータブル写真を見るコツ

Point 2 正面性を確認して読む必要がある

- ポータブル写真で読むときには、その"正面性"を確認しておく必要があります。ポータブル撮影だと、どうしても角度が真っ正面ではなく、少しズレてしまうことがあるからです。
- 正面性を確認するには、頸椎の棘突起から左右の鎖骨の内側端までの距離を見ます。距離が左右でだいたい等しければ"正面に近い"と考え（**図2-①**）、左右の距離に差があると"歪んでいる"と考えます（**図2-②**）。
- ポータブル写真で正面から撮られていないものは、"気管が引っ張り込まれているかどうか"の判断は困難です。例えば「無気肺」と「胸水」との鑑別は、PA像では容易ですが、ポータブル写真では難しくなります（それぞれの見え方は、Part 3を参照）。
- なお、人工呼吸中は気道内に分泌物・痰が詰まって気道が閉塞し、無気肺となることがしばしばあります。人工呼吸中ですから当然ポータブルX線装置での撮影となりますので、見え方の違いを知っておく必要があるでしょう。

図2 ポータブル写真での正面性の判断

① 通常の胸部X線撮影（PA像）

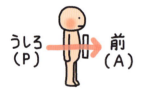
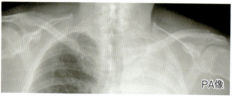
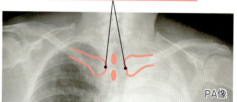

棘突起から左右の鎖骨までがだいたい同じ距離
＝正面像として読める

② ポータブルX線での撮影（AP像）

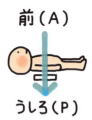
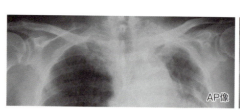
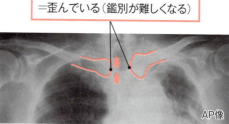

距離が異なる
＝歪んでいる（鑑別が難しくなる）

Part 3

疾患別 呼吸と肺の見かた

　肺にある疾患が発生すると、いろいろなパターンをもって肺の中に水分や空気が入ったり、空気の出入りが悪くなったりします。患者の状態を正確にアセスメントするためには、「何が起こっているのか」を正確に把握する必要があります。

　そのため、このパートでは、まず主要な呼吸器症状である「呼吸困難」から疾患を絞り込む方法を解説し、続いて疾患別にアセスメントの流れを紹介します。

　疾患別では、まず「この疾患では何が起こっているのか」を理解していただきます。そのうえで、疾患ごとに特徴的な症状、診察上の所見（視診・触診・打診・聴診）、胸部X線画像とその他の検査所見を、アセスメントの流れにしたがってご紹介します。

　疾患の結果生じた所見を見ることで、「今、何が肺に起こっているのか」をきちんと判断できる、そんな実力をもったナースになりましょう。

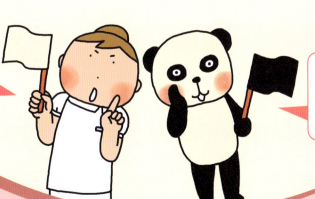

ここからはいよいよ**症状&疾患別**のアセスメント！

Part1〜2の知識を活かして読み解きましょう！

呼吸困難時のアセスメント

疾患別の前に…

患者から呼吸困難の訴えがあったときは、まずその呼吸困難が「突然の発症か」「比較的急性の発症か」「慢性的に続いているものか」という視点でとらえると、ある程度原因を絞ることができます。

本章では、まず聴診だけで、どの程度のアセスメントが可能かを見ていきましょう。

■突然の呼吸困難

突然発症した「呼吸困難」は、以下のような原因が考えられます。

①アナフィラキシー、気道異物に伴う気道狭窄

1）"喘鳴"が聴こえた際は、「胸部」か「頸部」かを確認

突然であれば、特に気道の狭窄を特徴とするアナフィラキシー、気道異物を疑います。

呼吸困難時によく聴く異常呼吸音の用語として「喘鳴」というものがあります。「喘鳴」は聴診器なしでも聴かれる、口から発生する「ゼイゼイ」「ヒューヒュー」いう音のことを指します。

喘鳴の原因としては、胸部で聴かれるウイーズと、上気道狭窄時に頸部で聴かれる音（p.118・図3参照）とがあります。呼気時に聴かれるウイーズが肺内の狭窄を意味するのに対し、上気道の狭窄があると、吸気時に頸部などで聴取されやすい喘鳴が発生します。

特に上気道の狭窄は緊急事態であることも多いので、しっかり区別したいものです。

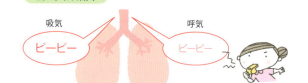

2）肺内の気道狭窄の徴候を確認

肺内の気道狭窄を疑った場合は、ウイーズやロンカイといった連続性ラ音の有無を確認します。いずれも呼気で強く聴取されますが、ウイーズは狭窄が強いと吸気でも聴取されます。

あるいは狭窄が著しいと、呼吸音そのものが聴こえない（呼吸音減弱）こともあるため、呼吸音は聴こえているか、連続性ラ音はあるかの両方を確認します。

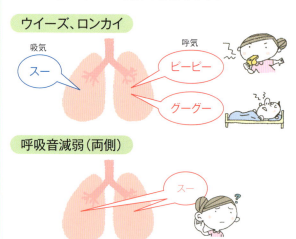

> **さらに深める！アセスメントと対応**
>
> 呼吸困難発症のきっかけとして誤嚥・誤飲の有無、薬剤、虫刺され、特定食物摂取を確認しましょう。
>
> 窒息の可能性もあるため、バイタルサイン、SpO₂の観察も必要です。
>
> 対応としては、モニタを装着し、気道確保・酸素投与とエピネフリンの準備をしましょう。上気道の狭窄が疑われる場合は、吸引の準備も必要です。

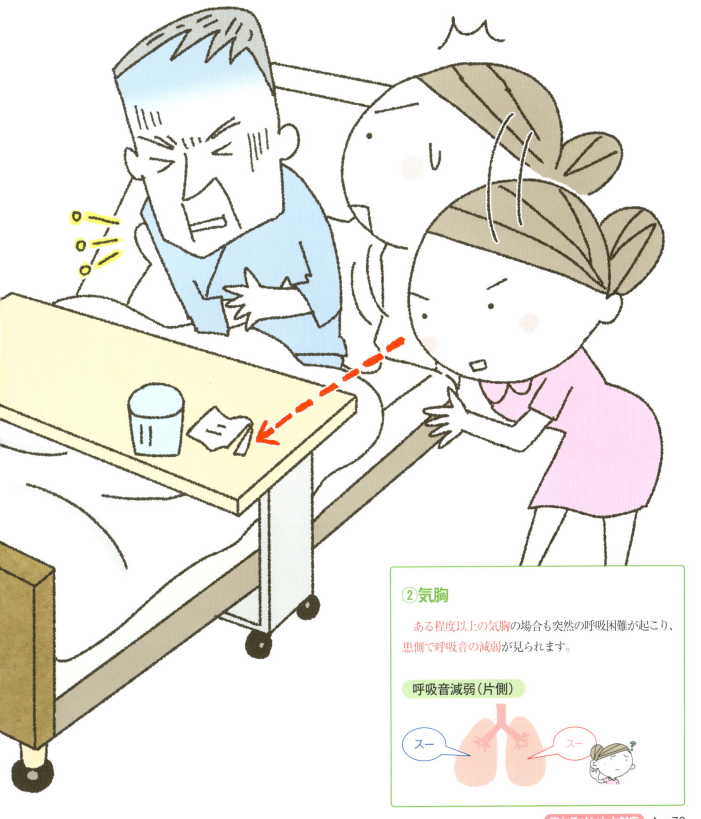

②気胸

ある程度以上の気胸の場合も突然の呼吸困難が起こり、患側で呼吸音の減弱が見られます。

呼吸音減弱（片側）

アセスメントと対応 ➡ p.76

呼吸困難時のアセスメント

比較的急性の呼吸困難

突然ではないけれども比較的急性に発症した「息苦しさ」は、以下の鑑別疾患が考えられます。

①喘息発作、COPDの増悪

喘息発作やCOPDの増悪では、ウイーズやロンカイが呼気時優勢に聴取されます。

ウイーズは発作強度がそこそこであれば主に呼気で聴こえますが、強ければ吸気でも呼気でも聴取されるようになり、窒息寸前までいくと逆に呼吸音自体があまり聴こえなくなります（呼吸音減弱）（p.116・表1参照）。

ウイーズ、ロンカイ
吸気　スー　　呼気　ピーピー／グーグー

呼吸音減弱（両側）
スー

アセスメントと対応 ➡ p.114（喘息）、p.107（COPD）

②間質性肺炎の急性増悪

間質性肺炎の急性増悪であれば間質病変を反映して、吸気時後半にファインクラックルが聴取されます。

ファインクラックル
吸気　スー　　パチパチ　　呼気　スー

アセスメントと対応 ➡ p.111

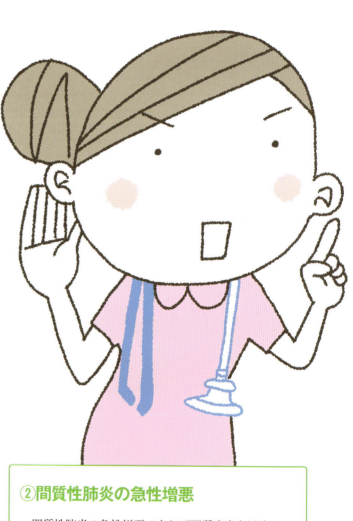

> +α 心不全
>
> 心不全でも「比較的急性の呼吸困難」が起こり、聴診で特有の所見が得られます。
>
> くわしくはp.104へ!

> 多様な原因が疑われ聴こえる音もさまざま

③肺炎

肺炎ではコースクラックルや末梢の気管支呼吸音化(末梢で、吸気・呼気ともに大きな呼吸音が聴取される)、声音振盪の亢進や打診上の濁音などが特徴的です。

コースクラックル

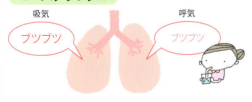

末梢の気管支呼吸音化

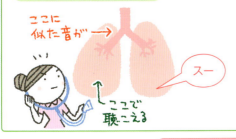

アセスメントと対応 ➡ p.90

④胸膜炎

胸膜炎に至ると声音振盪は減弱し、胸膜摩擦音(吸気時に強く聴取される)が聴かれることもあります。

胸膜摩擦音

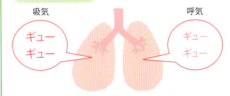

さらに深める! アセスメントと対応

胸膜炎が疑われた場合は、バイタルサイン、SpO_2、呼吸数の観察を行うとともに、白血球数、CRPなどの炎症徴候を確認します。診察所見としては、患側の声音振盪の減弱、打診での濁音も見られます。

胸部X線、胸部CT画像では通常、片側の胸水が見られます。

対応としては、モニタを装着し、点滴と酸素吸入の準備をしておきましょう。すぐに胸腔穿刺やドレナージが施行されることもあるので備えておきましょう。

呼吸困難時のアセスメント

慢性的な呼吸困難

　慢性の「息苦しさ」を訴えられる疾患はたくさんありますが、聴診で何らかの所見が得られる鑑別疾患としては、以下のようなものが挙げられます。

　なお、「患側の呼吸音減弱」が起こる疾患として胸水、無気肺(以下の④)がありますが、気胸でも同じように患側の呼吸音が減弱します。これらの鑑別ポイントは、胸水や無気肺では病変部の打診で響きのない濁音(響きのない「ドッドッ」という音)が聴こえる一方で、気胸では打診上「ポンポン」とよく響く鼓音が聴こえることです。

　前胸部では右第7肋骨より下で打診をすると、肝実質の濁音と判別が困難です。また、左第7肋骨より下では胃上部の鼓音とまぎらわしいため、気をつける必要があります。

①COPD

　COPDは肺の中に空気が溜まってくるため、両側の呼吸音が減弱してきます。

呼吸音減弱(両側)

アセスメントと対応 ➡ p.107

②間質性肺炎

　間質性肺炎では、両側の肺底部中心に、吸気時後半にファインクラックルが聴取されるのが特徴的です。

ファインクラックル

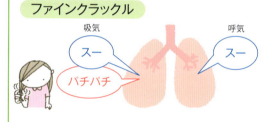

アセスメントと対応 ➡ p.111

③肺結核・肺非結核性抗酸菌症

　肺結核・非結核性抗酸菌症では、病変部位で痰が発生するのでコースクラックルを聴取します。

コースクラックル

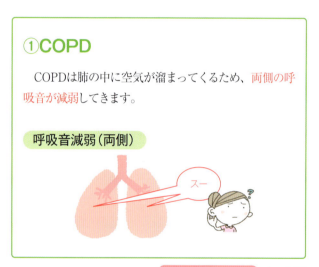

アセスメントと対応 ➡ p.120

④胸水や無気肺

　肺がんや肺結核、その他いろいろな原因による胸水や無気肺では、患側の呼吸音が減弱します。

呼吸音減弱(片側)

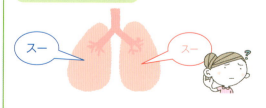

アセスメントと対応 ➡ p.98(胸水)、p.86(無気肺)

「息が苦しい」という訴えから、こんなにたくさんの疾患が見抜けます！

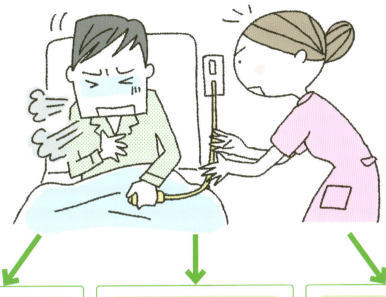

突然の呼吸困難

呼吸器系
- 気胸
- 肺血栓塞栓症

循環器系
- 急性心筋梗塞

その他
- アナフィラキシー
- 気道異物

比較的急性の呼吸困難

呼吸器系
- 喘息発作
- COPD増悪
- 間質性肺炎急性増悪
- 急性間質性肺炎
- 急性気管支炎
- 肺炎・誤嚥性肺炎
- 胸膜炎
- 過換気発作

循環器系
- 狭心症・心不全

その他
- 急性喉頭蓋炎

慢性的な呼吸困難

呼吸器系
- COPD
- 間質性肺炎
- 肺結核・肺非結核性抗酸菌症
- 肺がん（胸水・無気肺）
- 肺結核や肺がん以外の胸水
- 気管支拡張症
- 肺化膿症・膿胸

循環器系
- 心不全
- 肺高血圧症

その他
- 貧血
- 肥満
- 筋障害（神経筋疾患・廃用性萎縮）
- 気道狭窄・鼻閉

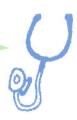

赤字の場面で聴診が有効

気胸を疑ったときのアセスメント

気胸では何が起こる？

- 気胸は、肺（臓側胸膜）に孔が空いて空気が漏れ、肺がしぼんだものです。
- 通常は肺自身の重みで下がつぶれ、肺尖部に空気が入ってきます。

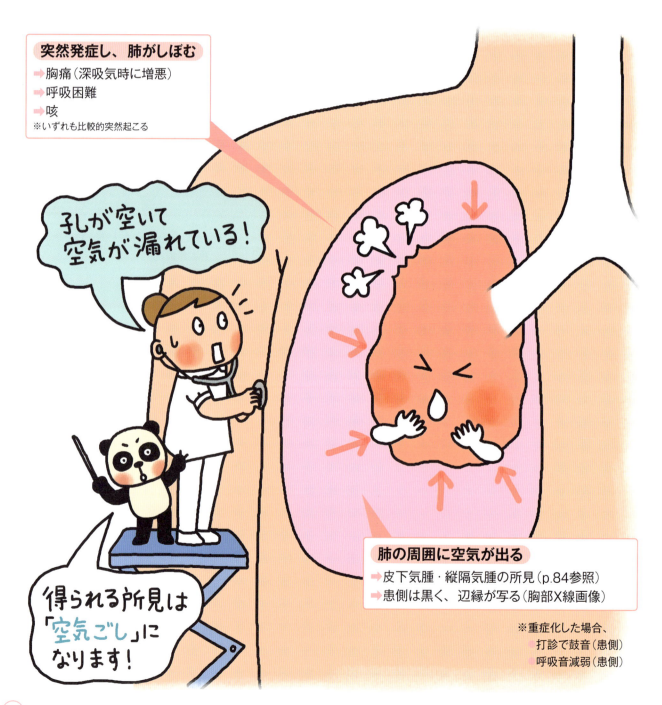

突然発症し、肺がしぼむ
- 胸痛（深吸気時に増悪）
- 呼吸困難
- 咳

※いずれも比較的突然起こる

「孔が空いて空気が漏れている！」

「得られる所見は『空気ごし』になります！」

肺の周囲に空気が出る
- 皮下気腫・縦隔気腫の所見（p.84参照）
- 患側は黒く、辺縁が写る（胸部X線画像）

※重症化した場合、
- 打診で鼓音（患側）
- 呼吸音減弱（患側）

■アセスメントの流れ

1. 症状

比較的突然起こる胸痛、呼吸困難、咳などがあります。深吸気時に増悪する胸痛は、気胸をはじめ胸膜疾患に特有な症状です。

2. 触診・打診・聴診

触診では、皮下気腫・縦隔気腫の有無を確認しましょう。

打診では、患側に鼓音（ポンポンと響く）が認められます。

そして、ある程度以上の気胸の場合は、聴診で患側に呼吸音の減弱が起こります。

3. 胸部X線画像

左右を比較して、どちらかが黒く、正常肺との間に線（辺縁）が確認できれば診断は可能です（p.78・図1）。

増悪した場合、肺の大きさは小さくなっていき、肺の外の空気は増えていきます。黒い部分が大きくなることで、悪化を見抜くことができるでしょう。虚脱の程度が強くなると、縮んだ肺が白く見え、境界線がわかりやすくなります（p.78・図2）。

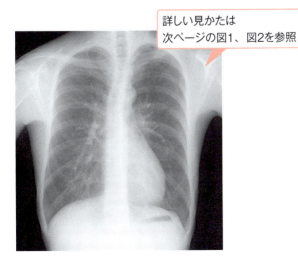

詳しい見かたは次ページの図1、図2を参照

4. +α

人工呼吸中や胸部外傷による気胸、それに気管支喘息発作や肺疾患の既往がある高齢者などでは緊張性気胸となりやすいので、緊張性気胸の項（p.80）を参照して症状が出ていないかのアセスメントを行いましょう。

対応はこうする！

■気胸であることがわかった場合

- もともと肺尖部は鎖骨の上にありますが、気胸になると従来の位置より下にさがります。通常、胸部X線画像上、肺尖部が鎖骨よりも下に落ちていれば（図3）、胸腔ドレナージの適応となります。
- 胸腔ドレナージを行う場合、すぐにトロッカーカテーテルなどの物品の準備にとりかかります。

図3　気胸における胸腔ドレナージの基準

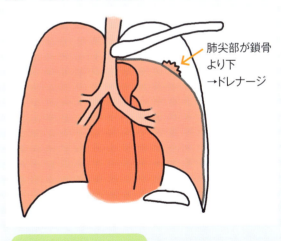

肺尖部が鎖骨より下
→ドレナージ

胸部X線画像上でこのような状態であれば、すぐドレナージの準備にとりかかりましょう！

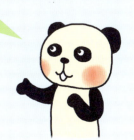

気胸を疑ったときのアセスメント

図1　気胸の胸部X線画像

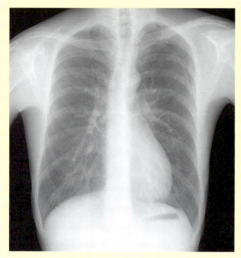
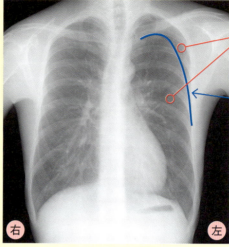

肺の外側は 黒く、肺は 白っぽく なる

肺の外側の 線 が見える

図2　重篤な虚脱

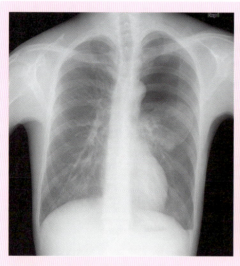
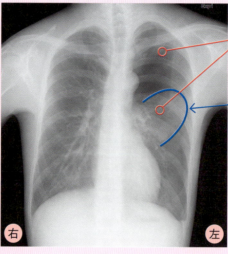

黒 は拡大、白 はより縮む

外縁 がくっきり

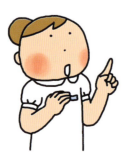

肺の縮みの程度（抜けた空気の程度）が大きいほど色の差がよくわかります

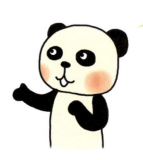

図1、図2ともドレナージの適応ですね！

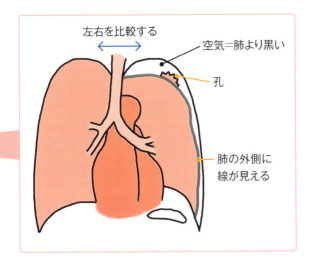

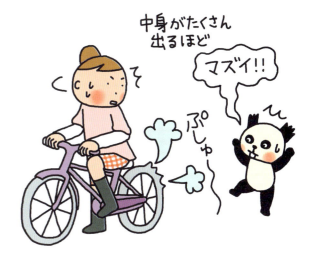

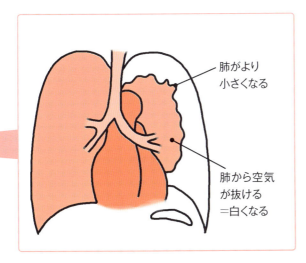

ポータブルではこう写る

ポータブル写真ではdeep sulcus sign（ディープ サルカス サイン）と呼ばれる、肋横角の切れ込みが深くなる所見を認める場合があります（**図4**）。

図4　deep sulcus sign

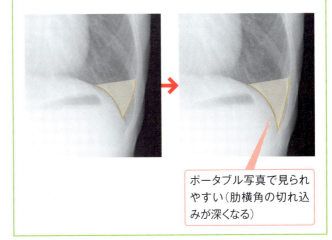

ポータブル写真で見られやすい（肋横角の切れ込みが深くなる）

緊張性気胸を疑ったときのアセスメント

■緊張性気胸では何が起こる？

- 気胸のうち、肺（臓側胸膜）に空いた孔が一方弁になって、"吸気時（胸郭が拡大する）に胸腔内に空気が漏れ" "呼気時（胸郭が縮小する）には孔がフタをされて空気が出て行かない"、そういう状態です。
- 胸郭内の圧力がどんどん上がってきて、縦隔などを圧すようになります。
- 一方弁になるのは「胸部外傷で折れた肋骨が刺さった」ときや、「胸膜の一部が癒着していて変に裂けた」ときなどが多いですが、気胸になったときの状況で決まるものではありません。

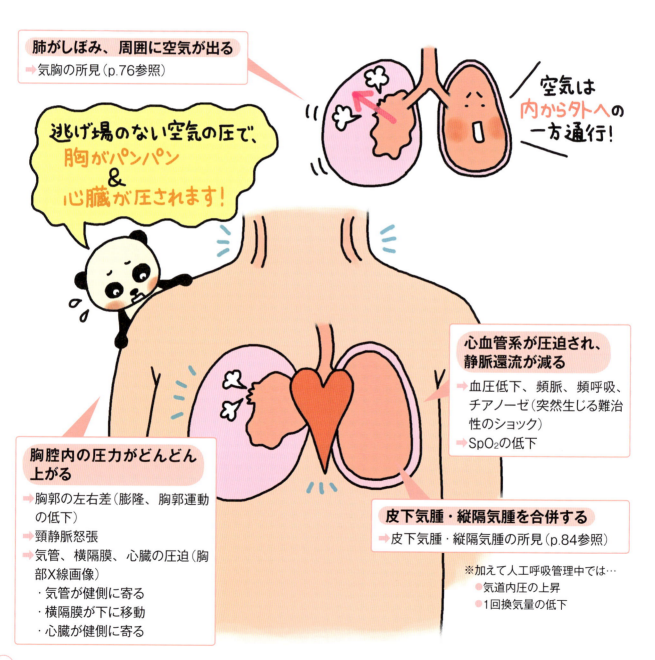

■ アセスメントの流れ

1. 症状

緊張性気胸では、胸郭内の圧力が高くなって心血管系を圧迫し、静脈還流が少なくなって、心拍出量ががくんと減る＝ショック状態になります。入院患者さんでは、人工呼吸管理中の気胸だと、もともと気道内が陽圧で緊張性気胸が起こりやすくなっています。

救急室などでは、バイタルサイン上、突然生じた難治性のショックを見たときには、必ず緊張性気胸を疑って観察しなければなりません。

ショック状態ですから、血圧低下・頻脈・頻呼吸・チアノーゼが見られます。また、気胸に伴うSpO_2の低下があり、それに人工呼吸管理中であれば1回換気量の低下、気道内圧の上昇が認められます。

2. 視診

まずは胸郭の左右差、どちらかの胸郭が盛り上がっていないか、胸郭運動が見られなくなっていないかを確認しましょう。

「気胸」の章で取りあげたこと以外に、"緊張性"を反映した所見として、患側の胸郭がパンパンにふくれて（膨隆して）動かなくなる（呼吸運動が妨げられる）ことが挙げられます。

また、縦隔は患側の胸郭に圧されて偏位しますから、気管が圧されて健側にぐっと寄っている様子が見られることがあります。

悪化すると、胸腔内圧の上昇を反映して、頸静脈がパンパンに張って拍動すら見えなくなる頸静脈怒張も見られます。

3. 触診

陽圧のかかった状態で気胸になると、縦隔気腫や皮下気腫になることがしばしばあります。皮下気腫があると、そこを上から押さえると握雪感があります。

4. 打診

通常、打診で肺の上を叩くと、組織と空気がスポンジ状に存在する状態を反映して、少しこもった「ボンボン」みたいな音（共鳴音）がするのですが、気胸で空気ばかりのところを叩くと「ポンポン」とよく響く音（鼓音）がします。

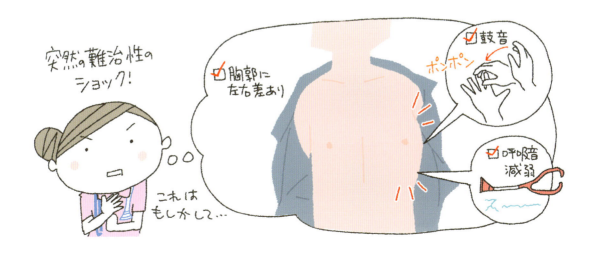

緊張性気胸を疑ったときのアセスメント

5. 聴診

気胸になると、肺が虚脱し、肺と胸壁の間に空気が入り込みます。すると肺内で発生する呼吸音は胸壁まで伝わらず、聴こえにくくなります。したがって、気胸になった側（患側）の呼吸音減弱となります。

また、陽圧のかかった状態で気胸になると、縦隔や皮下にも空気が入り込んで、縦隔気腫や皮下気腫になることがしばしばあります。逆に、縦隔気腫や皮下気腫があれば、「気胸があるかもしれない」と考える必要があります。それぞれ聴診などで特徴的な所見があるので、確認しておきましょう（図1）。

図1　皮下気腫・縦隔気腫での所見

皮下気腫

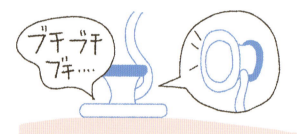

- 聴診器のチェストピースの膜型で皮膚を押すと「ブチブチ……」という音が聴こえる。

縦隔気腫

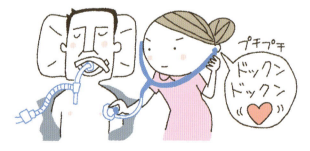

- 呼吸に関係なく、心拍に合わせてプチプチという音が聴こえる「ハンマン徴候」が特徴的な所見。
- 胸骨左縁など、心音のよく聴かれる部位で聴取される。
- ただ、感度はさほど高くはないので、皮下気腫が存在すれば縦隔気腫もあるかもしれない、というふうに考える。

6. 胸部X線画像

緊張性気胸は緊急事態であるため、胸部X線写真を撮る暇がないかもしれません。撮れた場合、図2のように見えるでしょう。

気胸の所見に加えて、気管が圧されて健側にシフトし、横隔膜も圧されて低位になります。心臓もぺったんこですね。

7. +α

緊急性の高い緊張性気胸では、診断の遅れが命にかかわることもあります。特に胸部X線写真を撮るのに時間がかかる施設では、撮りに行っている間に心肺停止となることもありますから、緊張性気胸の観察ポイントを知っておきましょう。

対応はこうする！

■緊張性気胸であることがわかった場合
- 胸腔ドレナージを行い、脱気を図ります。ドクターコールをし、準備に取りかかりましょう。
- ドレナージ中のポイントは以下の通りです（図3）。
  - 肺の虚脱や緊張性気胸を防ぐため、クランプはしない
  - 水面の上下が見られないときは、すぐ医師に報告する
  - エアリークの有無を確認し、記録する

図3　胸腔ドレナージの観察

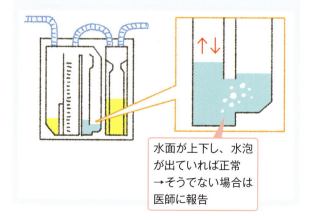

水面が上下し、水泡が出ていれば正常
→そうでない場合は医師に報告

図2 緊張性気胸の胸部X線画像

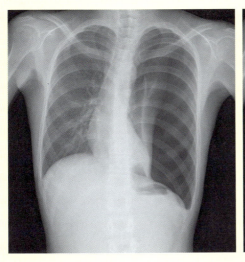
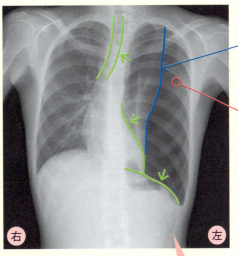

- 肺の**外縁**が見える
- 外は**黒**
- 周辺臓器が**圧される**（気管、心臓、横隔膜）

電車（胸郭）の中に人（空気）が増えると…

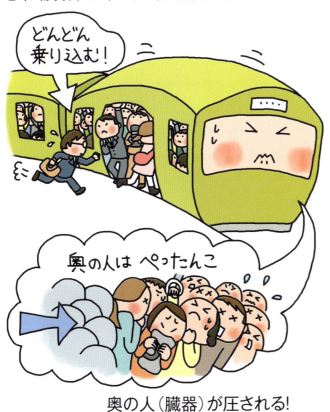

どんどん乗り込む！

奥の人はぺったんこ

奥の人（臓器）が圧される！

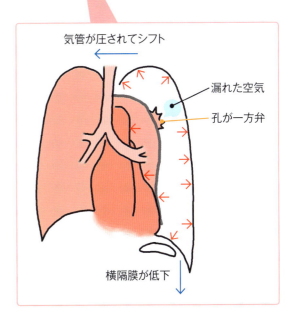

気管が圧されてシフト
漏れた空気
孔が一方弁
横隔膜が低下

皮下気腫・縦隔気腫を疑ったときのアセスメント

■ 皮下気腫・縦隔気腫では何が起こる？

- 通常は空気の存在しない皮下や縦隔に空気が入り込んだものを皮下気腫・縦隔気腫といいます。
- 皮下気腫そのものはそれほど命にかかわるものではありませんが、緊張性気胸や術後のリークで空気が持続的に肺から漏れ、胸腔内が陽圧になっていることを表しますから、悪化傾向がないかどうかを確認します。

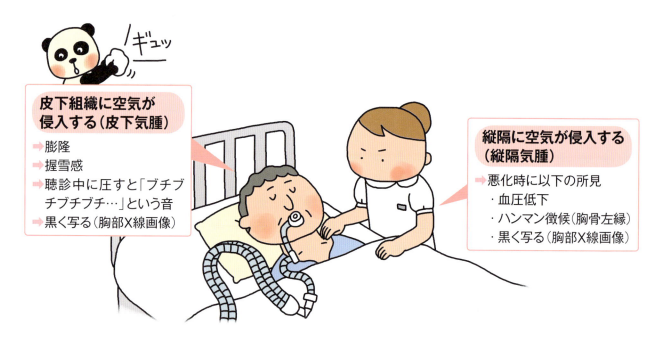

皮下組織に空気が侵入する（皮下気腫）
→ 膨隆
→ 握雪感
→ 聴診中に圧すと「ブチブチブチブチブチ…」という音
→ 黒く写る（胸部X線画像）

縦隔に空気が侵入する（縦隔気腫）
→ 悪化時に以下の所見
・血圧低下
・ハンマン徴候（胸骨左縁）
・黒く写る（胸部X線画像）

■ アセスメントの流れ

1. 症状

皮下気腫は胸部手術後や胸腔ドレナージ留置中など、壁側胸膜に孔を開けたときにその孔から空気が皮下に侵入して起こることが多いです。症状は局所の腫れ程度ですが、悪化すると全身に広がることもあります。

縦隔気腫は、緊張性気胸や術後、気管や食道の損傷など、縦隔内に空気が侵入することで起こりますが、侵入した空気の量によって、心臓や大血管が圧迫されると血圧低下などをきたすこともあります。

2. 視診

ドレーン留置部位などの周囲が膨隆してきます。通常は炎症を伴わないので、発赤などは見られません。

3. 触診

皮下気腫の膨隆している部位を圧すと新雪を握ったときのような「ギュッ」という感触があります。これを握雪感と呼びます。独特の感触ですので、一度は機会をみて触っておきましょう。

図1　皮下気腫・縦隔気腫の胸部X線画像

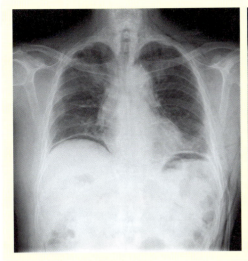
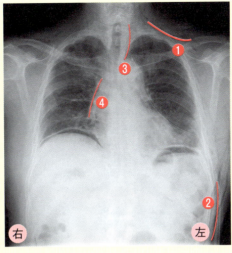

黒い筋、
❶❷は皮下気腫、
❸❹は縦隔気腫

図2　皮下気腫・縦隔気腫発症前の胸部X線画像

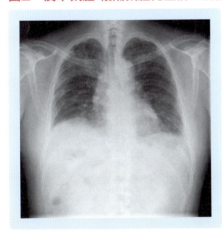

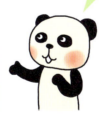

同じ人の、皮下気腫、縦隔気腫になる前の画像と比べるとよくわかります。皮下に黒い筋が見えます

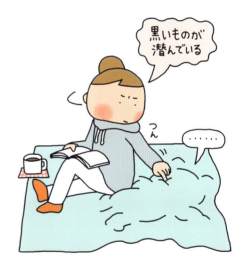

黒いものが潜んでいる

4. 聴診

　皮下気腫では、聴診中に圧すと、「ブチブチブチブチ……」という、細かい泡が弾けるような音が聴こえます。
　縦隔気腫では、ハンマン徴候（胸骨左縁など）が特徴的です。

5. 胸部X線画像

　皮下や縦隔の組織は水や脂肪に近い密度ですから、通常は白っぽく見えます。そこへ空気が入り込むと、黒っぽく写ります。皮膚や縦隔の隙間に入るので、線状・帯状の黒い陰影に見えるのです（図1。比較として図2）。
　増悪すると、黒い部分（気腫）の面積が大きくなってきます。

対応はこうする！

■人工呼吸中に皮下気腫・縦隔気腫が見られた場合
●緊張性気胸の合併など致死的になりうるので、急いで報告をしましょう。

無気肺を疑ったときのアセスメント

■無気肺では何が起こる？

- 無気肺というのは読んで字のごとく「空気の無くなった肺」。さまざまな原因で肺内の空気が抜けた状態をいいます。
- 気胸のときにも肺から空気が抜けて「空気の無くなった肺」になりますが、通常、気胸は単に「気胸」と呼び、気胸以外の原因で空気が抜けたものを「無気肺」と呼んでいます。
- 原因としては、"中枢気道の閉塞で空気が入らなくなった""胸水などによって肺が外から圧されて空気が抜けた"の2つのパターンが多いです。

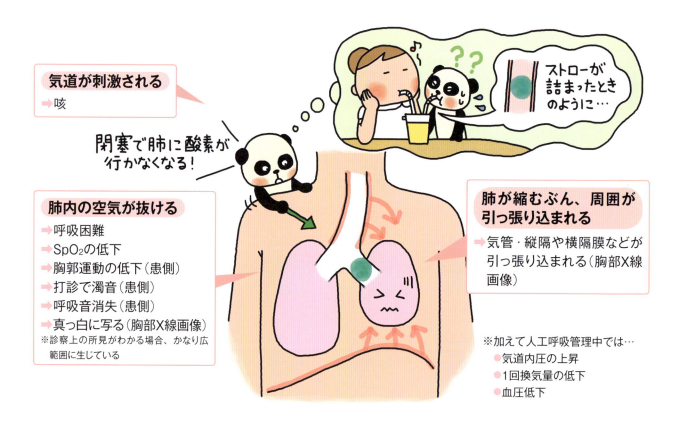

■アセスメントの流れ

1. 症状

咳、呼吸困難などが起こりますが、無症状のこともあります。

人工呼吸管理中は、気道内圧の上昇・1回換気量の低下・SpO₂の低下・血圧低下などが生じ、アラームの原因となります。

2. 視診

無気肺で診察上の所見がわかるのは、かなり広範囲に生じた場合です。

まずはぱっと見、どちらかの胸部に呼吸運動が見られなくなっていないか確認しましょう。空気の出入りがなくなりますから、患側では胸郭が動かなくなります。

図1　無気肺の胸部X線画像

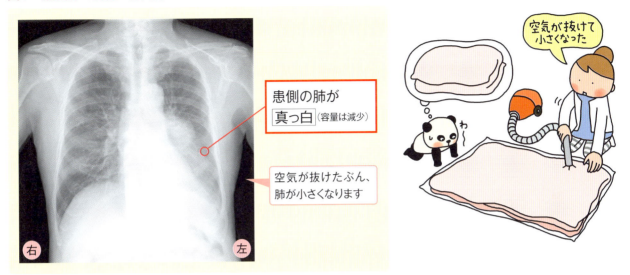

患側の肺が **真っ白**（容量は減少）

空気が抜けたぶん、肺が小さくなります

空気が抜けて小さくなった

図2　増悪した無気肺

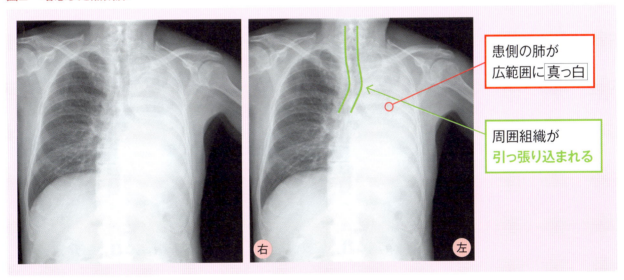

患側の肺が広範囲に **真っ白**

周囲組織が **引っ張り込まれる**

3. 打診・聴診

打診では、気胸と異なり患側が濁音となります。

そして聴診では、気道が閉塞したほうの肺には空気が出入りしないため、呼吸音が発生しません（呼吸音消失）。

4. 胸部X線画像

肺内の空気が抜けてしまうわけですから、肺の濃度は真っ白になります（図1）。空気が抜けたぶん、肺は小さくなりますが、その範囲が大きいと周りの組織（気管・縦隔や横隔膜など）を引っ張り込みます。

無気肺が増悪した場合、白くなった肺の範囲が広がり、周りを引っ張り込む度合いも強くなります。具体的には、患側の肺が真っ白になり、気管が患側に引っ張り込まれてきます（図2）。

患側の横隔膜は見えないことが多いのですが、広範な無気肺では、横隔膜が挙上していることがよくあります。

無気肉を疑ったときのアセスメント

ポータブルではこう写る

ポータブルで撮影した画像を見る際には、画像の<u>正面性</u>が重要になってきます。

例えば図2と同じ無気肺の症例を、ポータブルX線装置で撮影したのが図3です。p.68で解説したように正面性を確認すると、画像が歪んでいることがわかるでしょう。

この画像では、"気管が引っ張り込まれているかどうか"の判断は困難で、「胸水」との鑑別は難しくなります。

なお、人工呼吸中は気道内に分泌物・痰が詰まって気道が閉塞し、無気肺となることがしばしばあります。人工呼吸中ですから当然ポータブルX線装置での撮影となりますので、見え方の違いを知っておく必要があるでしょう。

図3 無気肺のポータブルX線装置での撮影画像（図2と同じ症例）

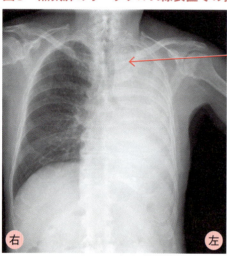

気管が引き込まれている様子が、ポータブル撮影での"歪み"により画像に出てこない

"写し方"で見抜けない場合があることに注意!

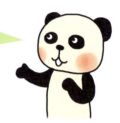

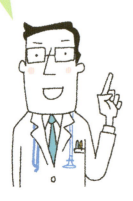

無気肺はその原因が重要です。無気肺を認めたら、医師は原因疾患を調べるために気管支鏡で気管支内を調べ、生検などを行います

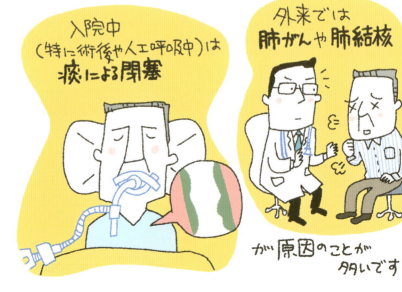

入院中（特に術後や人工呼吸中）は**痰による閉塞**

外来では**肺がんや肺結核**

が原因のことが多いです

対応はこうする！

■痰による閉塞が原因の無気肺の場合
- 特に挿管、気管切開中であれば、ナースはただちに吸引を行う必要があるでしょう。
- 体位ドレナージを行う場合は、聴診で痰の位置を推測してから行います（**図4**、**図5**）。ネブライザーでの加湿などを組み合わせ、痰を「**0**」の位置に近づけてから吸引しましょう。

図4 聴診部位と、吸引での除去が可能な痰の位置

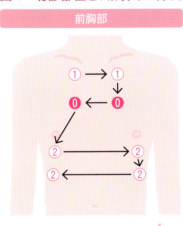
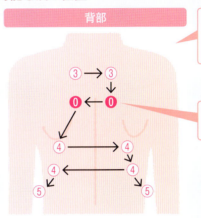

痰による閉塞のある部位では、呼吸音が消失する

0の位置の痰は、吸引で除去可能

図5 呼吸音消失の部位とドレナージの向き

①の位置に痰がある場合
→背臥位での体位ドレナージが有効

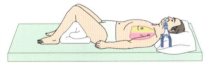

②の位置に痰がある場合
→後方に40〜60°傾けた側臥位が有効

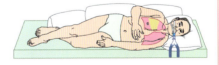

③の位置に痰がある場合
→腹臥位での体位ドレナージが有効

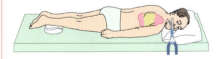

④の位置に痰がある場合
→前方に40〜60°傾けた側臥位が有効

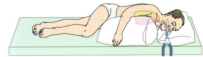

⑤の位置に痰がある場合
→側臥位でのドレナージが有効

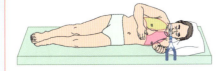

①〜⑤の位置に痰がある場合は、図5の通り体位ドレナージを行いましょう

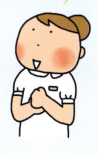

肺炎を疑ったときのアセスメント

■肺炎では何が起こる？

- 肺炎は、肺内で細菌などが増殖し、肺胞腔内に滲出液（＝水と同じ密度）が出てきて炎症が起こるものです。
- 患者さんに肺炎が疑われるときは、まず、①肺炎かどうか、②肺炎とすればどの程度の重症度か、これらを判断するために必要なアセスメントをします。

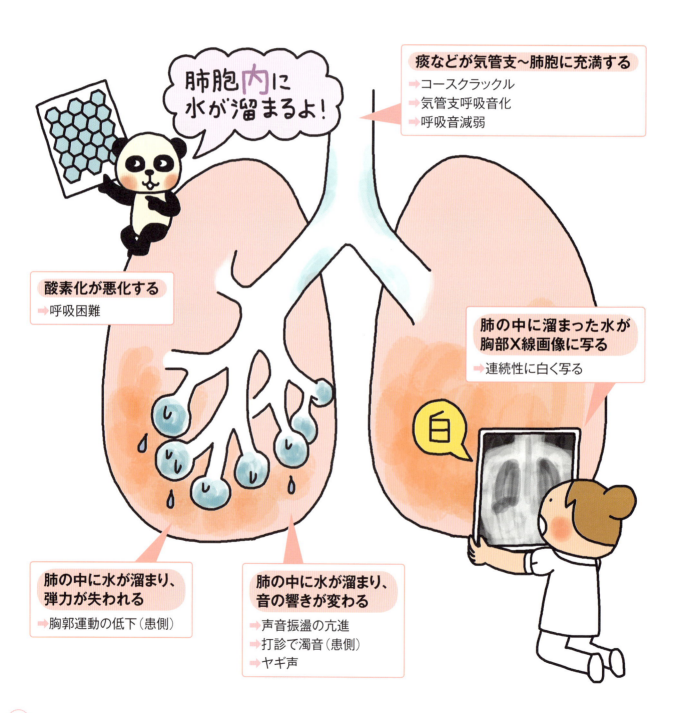

■アセスメントの流れ

1. 症状

まずは症状。発熱や咳、痰も大切ですが、何より呼吸困難の有無・程度が肺炎の重症度とも直結する重要なポイントになります。肺炎を起こすと肺胞が水びたしになるので、広範囲がやられるとそれだけ酸素化が悪化し、呼吸困難が強くなるのです。逆に肺炎でなければ、低酸素や呼吸困難までになることは少ないです。

その他のバイタルサインでは頻脈がよく知られていますが、呼吸数も重要です（視診参照）。

2. 視診

低酸素になると呼吸中枢が刺激を受け、呼吸数が増えます。見た目に荒い、苦しそうな頻呼吸（特に30回/分以上のとき）があれば、肺炎も重症と考えられます。

また、肺の中に水が溜まると、肺の弾力が失われて動きにくくなり、呼吸運動による伸び縮みが起きなくなってきます。そのために患側の呼吸による胸郭運動が低下します。左右対称に動いているかに注目すると、片側胸郭運動の低下がわかりやすいでしょう。

3. 触診

肺炎になると、肺胞に水が溜まるのですが、空気よりも水のほうが音を伝達しやすいので、健康な肺（空気がいっぱい含まれている）よりも音が伝わりやすくなります。そのため、声音振盪は亢進します。

4. 打診

胸水（p.98）や無気肺（p.86）同様、空気が水に置き換わった部位では、打診したときに響きのない「ドッドッ」という音（濁音）となります。

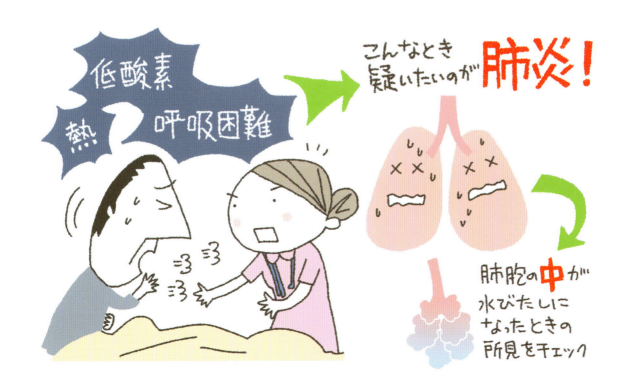

肺炎を疑ったときのアセスメント

5. 聴診

聴診所見としては、以下の4つが挙げられます。

①コースクラックル（湿性ラ音）

肺炎のときに聴かれるクラックル音は、粘稠な痰が貯留している中を空気が通るときの「ゴボ、ゴボ……」「ブク、ブク……」に由来しているとイメージしましょう。体表で聴くと「ブツ、ブツ」という感じで聴こえます。

当初は吸気時間を通して聴こえますが、治癒に向かう過程では聴取される時間が短くなってくる、といわれます。また、聴取されるのは片側であることが多いです。

②気管支呼吸音化

通常、肺胞領域（肺野末梢）で聴かれる音が肺胞呼吸音です（p.21参照）。

比較的太い気道において生じた乱流によって呼吸音が発生するのですが、その発生源から胸壁までの距離、間に挟まっている物質（肺）の性質によって、聴取される音が変わるのです。

健常肺では高音を通しにくいため、胸壁で聴取される音は小さく低い音となります。また、呼気時の乱流の発生源がより中枢の、胸壁から遠い場所にあることから、呼気時にはほとんど音が聴こえなくなります。これが肺胞呼吸音です。

一方、気管支呼吸音は、より太い気道に近い胸壁で聴取されます。呼吸音の発生源から近く、肺を通過する距離が短いために、高音が残り、呼気時にも聴かれます。

肺炎になると肺内を音が伝わりやすくなるので、もともと肺胞呼吸音が聴こえていた末梢の胸壁でも「大きな呼吸音が、吸気、呼気ともに聴取される」ようになります。この現象を、気管支呼吸音化といいます。

③ヤギ声

患者が「いー」と発声した声が「えー」と聴こえる、メーメーとヤギのような声になる、ということで名付けられました。肺内に水が溜まって音の伝達がよくなると、高周波成分が増幅され、「いー」だったのが「いー」よりも高周波成分の多い「えー」に変換されて聴こえる、といわれています。

患者に「『いーーー』と声を何度か出してください」と促して聴取しましょう。

④呼吸音減弱

気管支肺炎などで肺胞から滲出液、痰があふれ出て気管支を満たしてしまう場合、呼吸音がそもそも発生しなくなる、あるいは減弱することがあります（呼吸音減弱）。そういう場合は呼吸音が聴こえにくくなります。

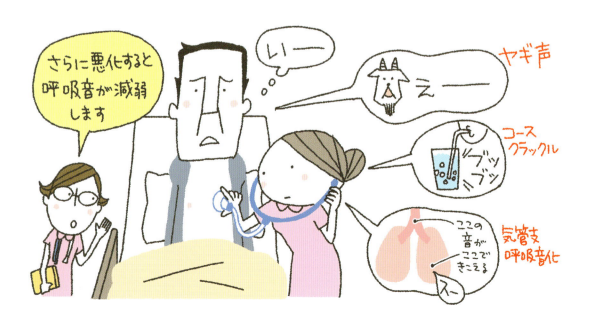

6. 胸部X線画像

　肺胞腔内に水が出てくるわけですから、p.58で示したように、病変のところは白くなります。**図2**は正常ですが、肺炎になると**図1**のような感じです。どこが違うか、わかりますか？

　そうです。右の下肺野、心陰影に接して白く陰影が出ていますね。

　ちなみに、右の2弓が消えている（＝シルエットサイン陽性）ので、右房に接している（右中葉の病変）、ということがわかります（p.62参照）。

　この陰影を見つけるには、やはり肺野の左右差をしっかり比較する、ということ、それからもともと存在している線である右2弓が消えている、ということが手がかりになります。CTだと図1右のような感じ。心臓の右側にべったりくっついていますね。

　増悪した場合には、基本、陰影（白っぽい部分）の範囲が拡がり、陰影が濃くなります（**図3**）。

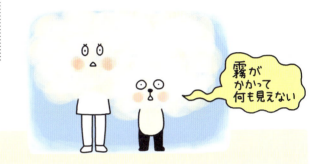

図1　肺炎の胸部X線画像

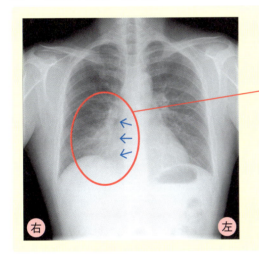

べったりと連続性の浸潤影

線が消えた（右2弓のシルエットサイン陽性）

CTでの見え方

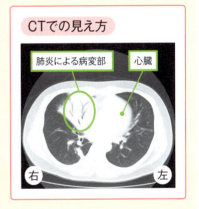

肺炎による病変部／心臓

図2　正常な肺の胸部X線画像

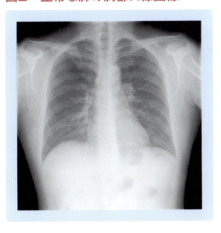

図3　肺炎の増悪（図1の症例の）

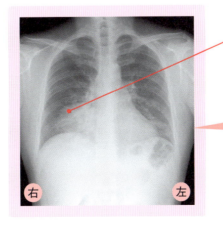

白い陰影が広がる

ただし、この変化は重症度を直接示すものではない（重症度の評価方法は次ページへ）

肺炎を疑ったときのアセスメント

7. +α

肺炎であった場合は重症度の判断が必要になります。重症度の判断に用いられる観察項目を見ておきましょう。

①A-DROPシステム

重症度は日本呼吸器学会による『成人市中肺炎診療ガイドライン』で定められているA-DROPシステム（表1）が有名です。A-DROPが4点以上（超重症）になるのは意識障害やショックのときで、集中治療が必要なのもうなずけます。

②その他の観察項目

その他に肺炎時に現れる所見として、白血球やCRP（炎症マーカー）の上昇や、痰の色の変化が見られます。

痰は、黄色～緑色の膿性痰であれば細菌性・化膿性病変、鉄さび色の痰であれば肺炎球菌、オレンジ色のゼリー状の痰であればクレブシエラと、ある程度原因菌を推察できるため、色を確認しておきましょう。

対応はこうする！

■X線の肺炎所見＋低酸素（呼吸状態の低下）がある場合

- 酸素投与が必要であり、さらには血ガス測定の準備も必要となります。
- 血ガスでは低酸素かどうかを確認すると同時に、頻呼吸に伴う呼吸性アルカローシスになっていないかを確認しましょう。

■脱水がある場合

- 脱水がある場合、嚥下機能を確認してから水分補給を行いましょう。
- 経口での水分補給が難しい場合は、補液の準備が必要になります。ラクテック®やハルトマンなど、外液系補液の準備をしておきましょう。補液後に尿量が保たれているかどうか、確認が必要です。

■喀痰が多い場合

- ネブライザーの使用、タッピング、体位ドレナージ（p.89・図5）などにより喀出を促します。

表1　肺炎の重症度鑑別「A-DROPシステム」

A 年齢（age）	：男性70歳以上、女性75歳以上
D 脱水（dehydration）	：BUN 21mg/dL以上または脱水所見
R 呼吸状態（respiration）	：SpO_2 90%以下（PaO_2 60Torr以下）
O 意識状態（orientation）	：意識障害
P 血圧（blood pressure）	：収縮期血圧90mmHg以下

- 上の項目を満たせば1点
- 5項目中、何項目満たしたかで点数をつける

0点（どれも満たさない）	軽症	→入院の必要なし
1点～2点	中等症	→入院、または外来治療
3点	重症	→入院治療
4点以上	超重症	→集中治療室へ

日本呼吸器学会 編：成人市中肺炎診療ガイドライン：2007. より引用

- 脱水の有無は予後にかかわる
- 来院前の摂食・飲水状況を確認して、口腔内や皮膚ツルゴール（下図）などを評価する

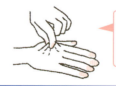

つまんだ手を離しても、2秒以上戻らなければ脱水を疑う

- これらはバイタルサインとして確認が必須
- 呼吸状態は肺炎の程度を推し量るうえで大切なポイント。ここでの基準は酸素化だが、英国のガイドラインでは、呼吸数＞30回/分が重症の指標

誤嚥性肺炎を疑ったときのアセスメント

■ 誤嚥性肺炎では何が起こる？

- 高齢化によってどんどん増えている誤嚥性肺炎。どこに勤務していても見かけることが多いのではないかと思います。
- 誤嚥性肺炎はADLの低下した患者さんにつきもので、特に繰り返し起こすケースではADLを改善させることが治療につながるので、看護・介護の果たす役割は大きいです。

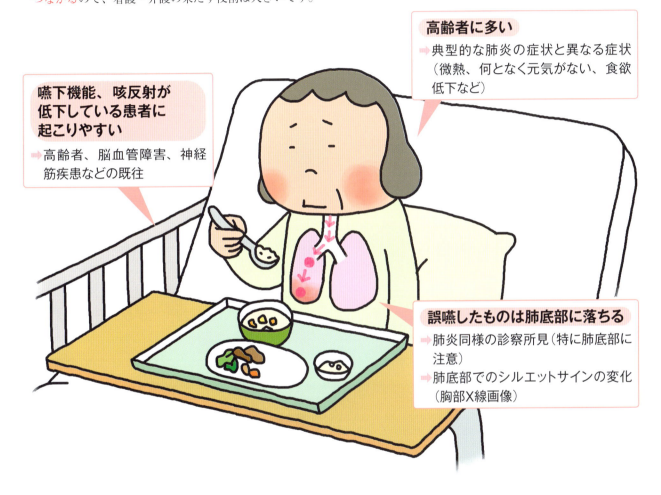

嚥下機能、咳反射が低下している患者に起こりやすい
→ 高齢者、脳血管障害、神経筋疾患などの既往

高齢者に多い
→ 典型的な肺炎の症状と異なる症状（微熱、何となく元気がない、食欲低下など）

誤嚥したものは肺底部に落ちる
→ 肺炎同様の診察所見（特に肺底部に注意）
→ 肺底部でのシルエットサインの変化（胸部X線画像）

■ アセスメントの流れ

1. 症状

　誤嚥性肺炎をきたすということは嚥下機能、咳反射が低下していることが多く、高齢者や脳血管障害、神経筋疾患などの患者さんが多いです。
　そういう場合、咳や痰といった症状が出ることは比較的少なく、また、高齢であると発熱も顕著には見られないことが多いものです。
　ですから肺炎に典型的なそれらの症状ではなく、微熱、何となく元気がない、食欲低下などの症状でも誤嚥性肺炎の存在を疑う必要があります。

誤嚥性肺炎を疑ったときのアセスメント

2. 視診・触診・打診・聴診

視診・触診・打診・聴診での基本的な所見は肺炎（p.90）と同様ですが、特徴的な点は、誤嚥性肺炎は主に肺底部で発症することです。

通常、坐位で食事をしていて誤嚥すると、食物は真下に落ちていきます。気管分岐部では分岐の角度が左右で異なり、右のほうがより下向きの角度であるため、落ちてきたものは右＞左に落ちやすいものです（図1）。

とはいえ角度の差は確率の問題で、左に落ちることも多々あります。いえることは、真下＝肺底部に落ちる、ということです。ですから、そのあたりを中心に、入念に聴診しましょう。

図1　気管分岐部の角度

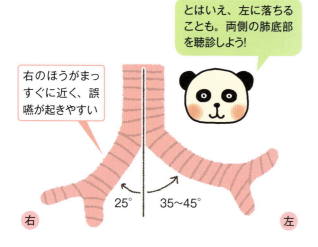

3. 胸部X線画像

肺底部は下葉の底面、横隔膜の裏あたりですから、誤嚥性肺炎の典型像は、そのあたりに陰影が出てきます。

お示しした症例におけるポイントは心陰影（左4号）のシルエットサインが陰性で、横隔膜はややぼやけているところ（シルエットサイン陽性）です（図2。比較として図3）。心臓に接していない（舌区ではない）、かつ横隔膜に接している（下葉である）ことがわかります。

CT（図2の右）を見ると確かに心臓よりずっとうしろに陰影があり、下葉の陰影であることがわかります。

4. ＋α

基本的なアセスメントは肺炎と同様です（p.90参照）。脱水に気づかないことも多いので、排尿の回数や量のチェックも必要です。

誤嚥性肺炎の場合、抗菌薬治療に加えて、嚥下状態の判断、そして嚥下機能の回復が重要です。肺炎治療後どこまで改善が見込めるか、今後も誤嚥性肺炎を繰り返すのか、という見通しを得ることにもつながりますから、それまでの摂食状態、むせの有無、日常動作、ADL、また、口腔内の清掃状況などを聞き取り確認しておきましょう。

対応はこうする！

■X線の肺炎所見＋低酸素（呼吸状態の低下）がある場合
- 「肺炎」同様、酸素投与が必要であり、さらには血ガス測定の準備も必要でしょう。

■脱水がある場合
- 脱水に対しては補液を行いますので準備しておきましょう。
- ラクテック®やハルトマンなど、外液系の準備をし、補液後には尿量が保たれているかを確認します。

■喀痰が多い場合
- 喀痰が多ければネブライザーの使用、タッピング、体位ドレナージなどにより喀出を促します。

■予防方法
- 口腔ケアによって、口腔内の細菌が減少し、肺炎の発症頻度を減らすことができる、というエビデンスがあります[1]。
- 食後すぐ寝ない（2～3時間）、寝る前に食べないなど、生活指導も重要です。

〈引用文献〉
1. 日本呼吸器学会 医療・介護関連肺炎（NHCAP）診療ガイドライン作成委員会 編集：医療・介護関連肺炎診療ガイドライン. メディカルレビュー社, 大阪, 2011.

図2　誤嚥性肺炎の胸部X線画像

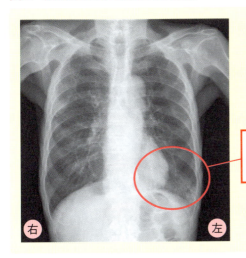

ぼんやりとした白い陰影

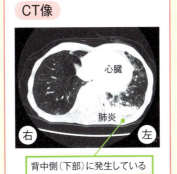

CT像
背中側（下部）に発生している

左4弓と横隔膜のシルエットサインに注目！　横隔膜が陽性→下葉の病変とわかる

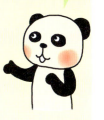

図3　正常な肺の胸部X線画像

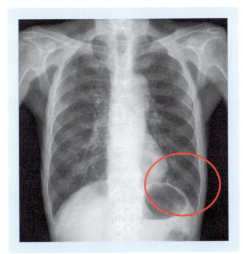

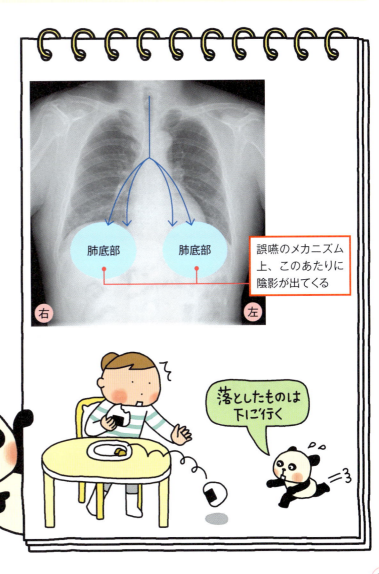

肺底部　肺底部

誤嚥のメカニズム上、このあたりに陰影が出てくる

肺炎と異なる特徴は、肺底部で発症すること！

落としたものは下に行く

胸水を疑ったときのアセスメント

■胸水では何が起こる？

- 胸水というのは肺の外、胸腔内に溜まった水のことです。
- 健常時には肺が存在するところに水が溜まるので、診察上も溜まった水に由来する所見が見られるようになります。

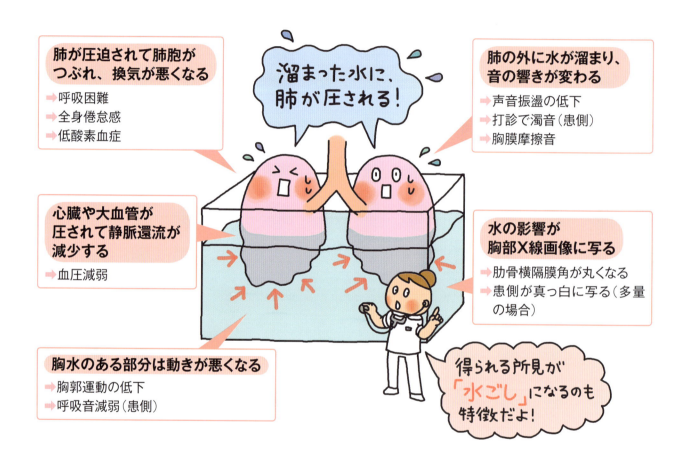

■アセスメントの流れ

1. 症状

　胸水貯留による症状は、肺が圧迫されてしぼむことによる低酸素血症→呼吸困難、それに圧迫やアルブミン漏出、血圧低下などに伴う全身倦怠感などがあります。
　一般的なことですが、胸水貯留によってバイタルサインの変動（低酸素血症、血圧低下など）があるとそれぞれに対応する必要がありますし、ドレーン挿入を急ぐ必要がでてくるかもしれません。バイタルサインの確認はここでも重要です。
　また、胸水がある程度以上の量になると、視診・触診・打診・聴診で次のような現象、診察所見が得られます。

2. 視診・触診・打診・聴診

　胸水が溜まると肺のように伸び縮みしませんから、視診では胸郭の動きが低下します。胸郭に手を置いても感じられるでしょう。

　胸水では、肺と胸壁の間に水が溜まって音の伝達が悪くなるのがポイントです。触診では、声音振盪（触覚振盪）が低下しますし、打診では患側で濁音が聴かれるようになります。

　聴診では、患側で呼吸音は減弱します。胸膜摩擦音が聴取されることもあります。

3. 胸部X線画像

　通常、重力によって水は胸腔の下のほうに溜まります。それで端っこのすき間をつつーっと上昇していく性質がありますから、図1のような感じになります。端が持ち上がるので本来尖っている肋骨横隔膜角（肋横角）が丸く見えます（図1。比較として図2）。これを肋横角が鈍になる、といいます。

　肋横角は本来の切れ込みの深さに個人差がありますが、左右を見比べるとどちらかが鈍になっていれば気づけるものです。胸水のないときと比較しても、よくわかります。

図1　胸水があるときの胸部X線画像

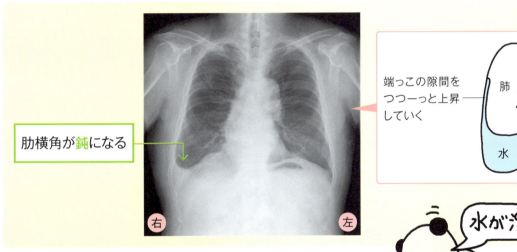

肋横角が鈍になる

端っこの隙間をつつーっと上昇していく

図2　健常時の胸部X線画像

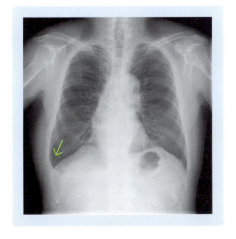

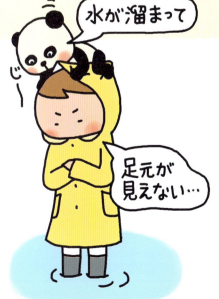

水が溜まって
足元が見えない…

胸水を疑ったときのアセスメント

　増悪した場合、すなわち胸水の量が増えてくると、水面が上に上がってきます。水の部分は"水だけ"ですから、真っ白になります（図3）。

　大量になってくると、気管が圧されてきます。また、肺も圧されてつぶれ、空気が抜けて無気肺になります（コラム）。

図3　胸水の量が増えたとき

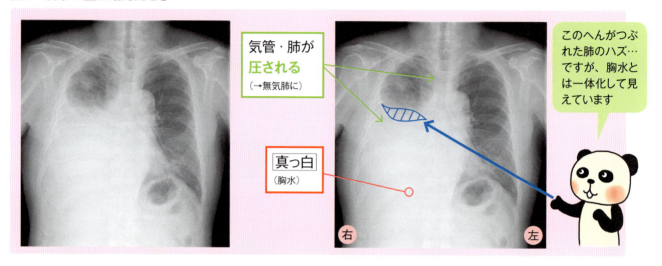

ポータブルではこう写る

　ポータブル写真のときは、水が片方の胸郭全体の背中側（下面）に流れるので、肋横角は影響を受けず、全体的に白っぽくなります（図4）。

　量が少なければ淡く、量が多ければ明らかに白くなります。

図4　ポータブル写真での胸水の写り方

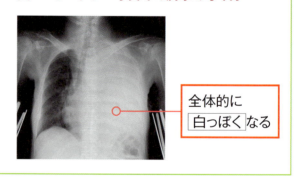

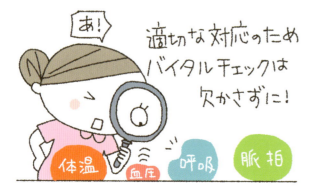

対応はこうする！

■**初めて胸水が疑われた場合**
- 胸水患者さんをはじめて見たときには、多くの場合胸腔穿刺を行い、胸水の検査をするはずです。胸腔穿刺の準備が必要になってきます。

■**呼吸困難や全身倦怠感が強い場合**
- 大量の胸水、あるいは胸水の増加によって呼吸困難や全身倦怠感が強い、というケースでは、胸腔ドレナージが行われるため、ドレーン挿入の準備が必要です。

コラム　X線画像に写らない「圧迫性無気肺」にも注意

圧迫性無気肺は多量の胸水により、肺が圧されて起こる

　胸水が多量になってくると、肺が圧されてつぶれ、空気が抜けて無気肺になります。普通の無気肺（気管支が閉塞して生じる場合）とは成り立ちが異なり、これを圧迫性無気肺、あるいは受動無気肺といいます（図5）。

　原因がどうであっても無気肺は空気が抜けた肺ですから、普通の肺よりは密度が大きくなります。結果、X線画像やCTでは無気肺エリアが白っぽく見えてくるのです。

　普通の無気肺と圧迫性無気肺との違いを区別するポイントは、胸水があるかないかです。普通の無気肺は気管支内の病変で起こるため、病変がそこだけにある場合には胸水は出ません。それに対して圧迫性無気肺は胸水の存在が必須です。

　また、普通の無気肺の場合は、p.87・図2のように気管を引っ張り込む所見が、胸水がある場合では、p.100・図3のように気管を圧す所見が見られることがあります。

　もちろん、普通の無気肺＋胸膜播種があって胸水も生じている、という場合には区別はできませんが……。

CT、造影CTを併用して診断する

　単純X線画像ではつぶれた肺の濃度と胸水の濃度は区別ができず、一体となって見えます。

　CTでは無気肺部分と周りの胸水との若干の濃度差を描出できますので、なんとか区別はできます（図6-①）。胸水は胸壁側に存在するべたっと均一な濃度のエリアであって、その中枢側にあるのが肺≒無気肺です。無気肺部分には気管支内の空気が見えることも多いです。

　造影剤を使用すると、血流の豊富な肺は造影されますが、胸水（血流がない）は造影されず、はっきりと区別ができるようになります（図6-②）。

図5　圧迫性無気肺

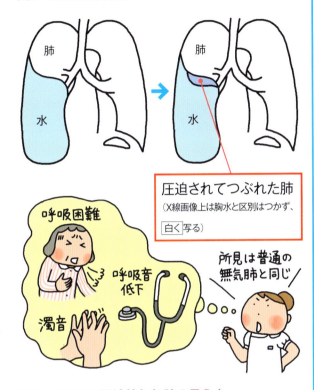

圧迫されてつぶれた肺
（X線画像上は胸水と区別はつかず、白く写る）

所見は普通の無気肺と同じ

図6　CTでの圧迫性無気肺の見え方

①通常のCT

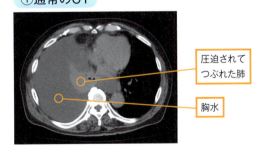

圧迫されてつぶれた肺

胸水

②造影剤を使用

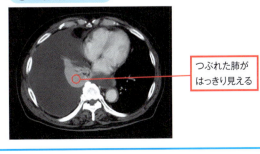

つぶれた肺がはっきり見える

肺水腫を疑ったときのアセスメント

■ 肺水腫（ARDS）では何が起こる？

- 肺水腫というのは、肺が全体的に水びたしになることです。主な原因として、ARDSやうっ血性心不全が挙げられます。
- ARDS（acute respiratory distress syndrome、急性呼吸窮迫症候群）では、炎症が生じることによって、水が血管内から滲み出してきます。

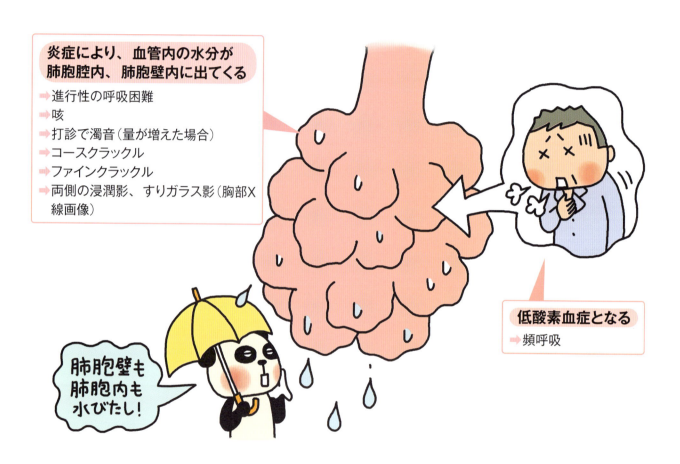

炎症により、血管内の水分が肺胞腔内、肺胞壁内に出てくる
- ➡ 進行性の呼吸困難
- ➡ 咳
- ➡ 打診で濁音（量が増えた場合）
- ➡ コースクラックル
- ➡ ファインクラックル
- ➡ 両側の浸潤影、すりガラス影（胸部X線画像）

低酸素血症となる
- ➡ 頻呼吸

肺胞壁も肺胞内も水びたし！

■ アセスメントの流れ

1. 症状

　ARDSは感染症・敗血症、薬剤、熱傷・多発外傷などによって全身に炎症が生じ、その結果血管透過性が亢進して、血管内の水分が肺胞腔内、肺胞壁内に出てきたものです。
　症状としては進行性の呼吸困難や咳などが見られます。

2. 視診

　低酸素血症になりますから頻呼吸となります。新しい敗血症のスクリーニング基準であるqSOFAスコアでは、呼吸数≧22回が示されていますから、22回を超える呼吸数はヤバい、と考えましょう。

3. 打診・聴診

肺内に水が多くなると打診で両側とも濁音となります。左右差がないのでわかりにくいかもしれません。

聴診では、肺内に水があふれている状態ですから、両側のコースクラックル、ファインクラックルが聴取されます。

4. 胸部X線画像

肺水腫の際に水が溜まる場所は、大きく分けて①肺胞の中（肺胞腔内）、②肺胞壁内の2種類の場所です（p.58・図3参照）。ARDSのように「炎症が生じることによって水が血管内から滲みだしてくる」場合も、うっ血性心不全のように「圧力がかかって水が出てくる」場合も、肺胞壁、内部両方の水分が増えることになり、浸潤影ないしすりガラス影が見られます。

ARDSでは、全身の炎症が肺血管の透過性を亢進させますので、陰影は両側、上から下まで全体的に生じます（びまん性、といいます）。要するに肺全体が真っ白になるのです（図1）。

悪化すると陰影の範囲が広がり、濃度が増してきます。

5. ＋α

検査所見では、酸素投与をしてもなかなか改善しない低酸素血症（P/F比＜300）が見られます。

図1　ARDSの胸部X線画像

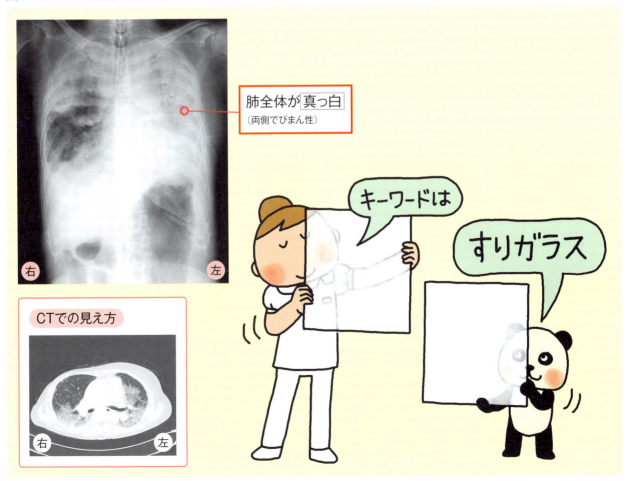

肺水腫を疑ったときのアセスメント

■肺水腫（うっ血性心不全）では何が起こる？

- うっ血性心不全では、圧力がかかることで肺内・組織の血管から水があふれ出し、肺が全体的に水びたしになります。

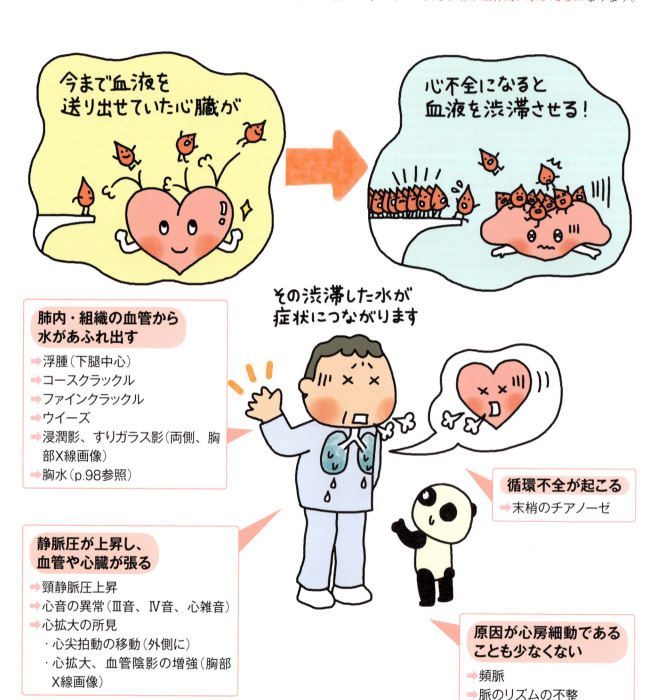

肺内・組織の血管から水があふれ出す
→ 浮腫（下腿中心）
→ コースクラックル
→ ファインクラックル
→ ウイーズ
→ 浸潤影、すりガラス影（両側、胸部X線画像）
→ 胸水（p.98参照）

静脈圧が上昇し、血管や心臓が張る
→ 頸静脈圧上昇
→ 心音の異常（Ⅲ音、Ⅳ音、心雑音）
→ 心拡大の所見
　・心尖拍動の移動（外側に）
　・心拡大、血管陰影の増強（胸部X線画像）

循環不全が起こる
→ 末梢のチアノーゼ

原因が心房細動であることも少なくない
→ 頻脈
→ 脈のリズムの不整

※打診での濁音界の拡大も現れるが、判別は慣れていないと難しい

■アセスメントの流れ

1. 症状

ARDSと心不全との違いは、水があふれ出す原因、つまり圧力がかかっているのか炎症があるのか、という違いです。

心不全は血液の負荷が心臓のポンプ機能を上回ってしまい、静脈内の圧力が上昇して血管内から水があふれ出している状態です。組織の血管から水があふれ出すと浮腫が起こりますし、肺内の血管から水があふれ出すと肺水腫になります。

2. 視診

静脈内の圧力が上昇するため、頸静脈の拍動が坐位でも目立つようになる頸静脈圧上昇が起こります。循環不全を反映して、末梢にチアノーゼが見られます。また、下腿中心に浮腫が生じます。

3. 触診

頻脈は心不全でしばしば見られます。その際、脈のリズムが不整ではないか、確認が必要です。というのも、高齢者の心不全の原因として、心房細動の割合が少なくないからです（図2）。リズムが不整であれば心房細動の確認ができるよう、12誘導心電図などを準備しましょう。

また、心拡大があれば、心尖拍動が外側に移動します。

4. 聴診

心音はⅢ音が特徴的ですが、Ⅳ音が聴こえることもありますし、弁膜症に由来する音をはじめ、さまざまな心雑音が聴かれる可能性があります（図3）。

加えて呼吸音では、コースクラックル、ファインクラックル、ウイーズなども聴取されます。

図2　心房細動の波形

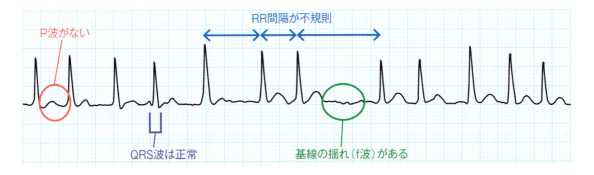

図3　心不全で聞かれる特徴的な心音

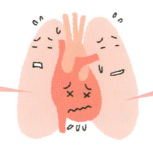

Ⅲ音
- 通常Ⅰ音とⅡ音だけで「ドッ、ドッ」と聴こえるところが、Ⅱ音の後にもう1つ、「ドッ、ド、ドッ」のように聴こえるのがⅢ音
- 「おっかさん」のリズムと同じと覚えると覚えやすい

Ⅳ音
- Ⅰ音の後にもう1つ「ド、ドッ、ドッ」のように聴こえるのがⅣ音
- 「おとっつあん」のリズムと同じと覚えると覚えやすい

肺水腫を疑ったときのアセスメント

5. 胸部X線画像

　ARDS同様、肺胞壁、内部両方の水分が増えることになり、浸潤影ないしすりガラス影が見られます。

　心不全は圧力がかかっていますから、心臓も血管もパンパンに張ってきます。そのうえで水が肺胞腔内、肺胞壁内、それから胸腔にもあふれてきます。結果、ARDSのような両側の浸潤影やすりガラス影以外に、心拡大、血管陰影の増強（肺内の血管が太く見える）、両側胸水などが見られます。

　悪化すると陰影の範囲が広がり、濃度が増してきますが、特に心不全では心臓が大きく見え、胸水の量も増えます（図4）。

6. ＋α

　その他に見られる検査所見としては、BNP上昇、エコーで壁運動の低下などがあります。

対応はこうする！

■肺水腫であることがわかった場合
- 典型的な画像を見たら、とにかくぐずぐずしていられません。ARDSであればICUなどでの集中治療が必要でしょうし、心不全にしても循環動態の管理が必要です。バイタルサインを確認し、モニタの準備などを急ぎましょう。

図4　うっ血性心不全の胸部X線画像（増悪例）

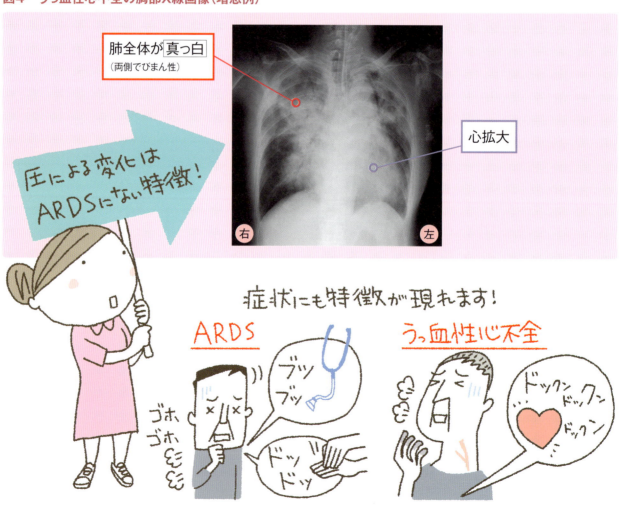

COPDの増悪を疑ったときのアセスメント

■ COPDでは何が起こる？

- COPD（chronic obstructive pulmonary disease、慢性閉塞性肺疾患）は喫煙によって肺胞が破壊されることと、気管支に炎症が起こることで閉塞性障害をきたす病気です。
- 診断には肺機能検査と胸部X線画像が必須ですが、COPD患者は独特の身体所見を呈するので、診察だけでもある程度推測が可能です。どのような所見が現れるか、それが増悪時にどう変化するかを知っておきましょう。

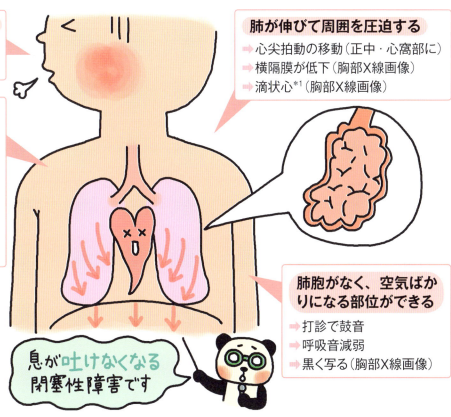

気管支の炎症が起きる
- 咳
- 痰

肺が伸びて周囲を圧迫する
- 心尖拍動の移動（正中・心窩部に）
- 横隔膜が低下（胸部X線画像）
- 滴状心[*1]（胸部X線画像）

肺の過膨張と閉塞性障害が起きる
- 労作時の息切れ
- 樽状胸郭
- 口すぼめ呼吸
- 胸鎖乳突筋の肥厚
- 濁音界の低下
- 呼気の延長

※重症化した場合、
- 吸気時に鎖骨上窩が陥凹
- 気管の短縮
- 頸静脈が吸気時に虚脱

肺胞がなく、空気ばかりになる部位ができる
- 打診で鼓音
- 呼吸音減弱
- 黒く写る（胸部X線画像）

息が吐けなくなる閉塞性障害です

診断はどう決まる？

　COPDの診断は、肺機能検査で得られる1秒率＜70％であれば確定します。そしてCOPDの病期は、％1秒量で分類されます（表1）。
　1秒率（＝1秒量÷努力肺活量）と％1秒量（＝1秒量÷予測1秒量）は微妙に違うので、混同しないよう気をつけましょう。

表1　COPDの病期分類

I期（軽度の気流閉塞）	％1秒量≧80％
II期（中等度の気流閉塞）	50％≦％1秒量＜80％
III期（高度の気流閉塞）	30％≦％1秒量＜50％
IV期（きわめて高度の気流閉塞）	％1秒量＜30％

日本呼吸器学会COPDガイドライン第4版作成委員会 編：COPD（慢性閉塞性肺疾患）診断と治療のためのガイドライン 第4版より引用

[*1] 肺が膨張し横隔膜が下がることで、縦長になり、水滴のように垂れ下がる形（＝滴状）に見える心臓。

COPDの増悪を疑ったときのアセスメント

■アセスメントの流れ

1. 症状

COPDの肺では気管支が閉塞する＝閉塞性障害が起こっていて、息を吐くときに空気が出にくくなります（p.110・**コラム**参照）。その結果、肺の中に余計な空気が溜まり、肺が伸びてくることでいろいろな所見が見られるようになるのです。

COPDの症状としては、咳や痰、労作時の息切れなどが挙げられます。そこに息切れの増加、咳や喀痰の増加、胸部不快感・違和感の出現あるいは増強などを認め、安定期の治療の変更または追加が必要となる状態をCOPDの増悪といいます。

増悪を疑った場合、まずはバイタルサインやSpO₂を確認しましょう。

2. 視診

樽状胸郭、口すぼめ呼吸、胸鎖乳突筋の肥厚などが見られます。重症になると吸気時に鎖骨上窩が陥凹するほか、気管の短縮、頸静脈が吸気時に虚脱するなど、頸部の所見が見られることもあります。

3. 触診・打診

肺が伸びて横隔膜が低下するため、心臓が下向き＝滴状心となり心尖拍動が正中・心窩部に移動します。

打診で鼓音となることもあります。また、過膨張のため濁音界は低下します。

4. 聴診

肺胞がほとんどなくて空気ばかりになった部位では音の伝達が悪くなるため、聴診では呼吸音が減弱します。

閉塞性障害になると、呼気時の気道抵抗が高まるため、呼気の延長も見られます。

5. 胸部X線画像

COPD患者さんの胸部X線画像の特徴は、
- 肺胞壁の破壊→肺が真っ黒になる
- 肺の過膨張→横隔膜の低下、滴状心

ということになります（**図1**）。

図1 COPDの胸部X線画像

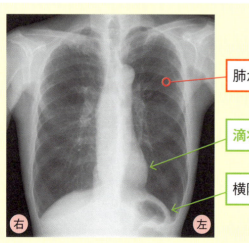

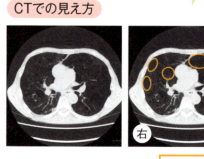

CTを見てみると、真っ黒のエリア（＝肺胞のないエリア）が存在することがよくわかります

COPDの増悪はさまざまな原因で起こりますが、肺炎が生じたことが原因の場合、新たに陰影が見られます。

　ただ、肺胞の破壊が強い場所には空気しかないため、炎症の起こってくる素地（というか場所）がないので、肺胞の残っているところだけに陰影が出てきます（図2）。よって、健常な肺に肺炎が生じたときに比べると、陰影がフワッとしている（＝薄め）ように見えます。

対応はこうする！

■COPDと診断されている場合
- 喫煙する限りCOPDは進行しますから、まず喫煙者に対しては、必ず禁煙を促す必要があります。
- そしてやせ、ADLの低下が予後を大きく左右しますから、栄養状態に気をつけ、ADLの維持に努めるよう指導が必要です。

■増悪の場合
- 気管支拡張薬吸入、ステロイド投与、抗菌薬投与、（必要に応じて）酸素投与などを必要とします。医師の指示を受けたら、ただちに準備できるようにしておきましょう。

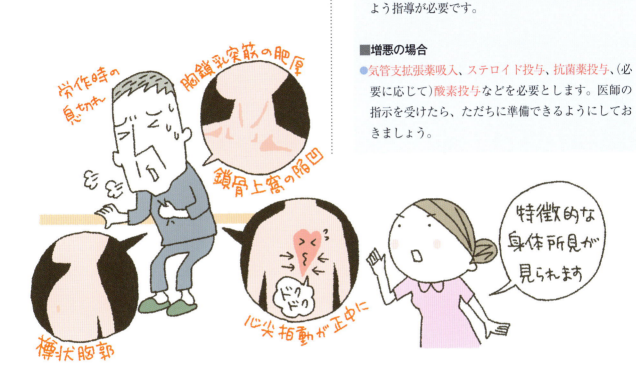

図2　COPDの増悪（図1の症例に肺炎を合併）

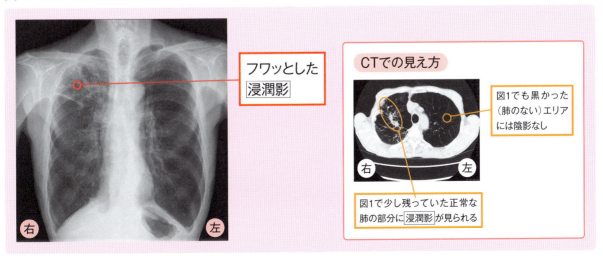

COPDの増悪を疑ったときのアセスメント

> **コラム　COPDで閉塞が起こるしくみ**

健常な肺は、肺胞壁が気管支を外向きに引っ張っている

　健常時は肺胞壁の中に含まれている弾性線維が常に縮もうとしていて、気管支を外向きに引っ張っているので、呼気時にも気管支はつぶれません（図3）。

　加えて呼気時には肺胞自体が収縮することで、肺胞内の空気がスンナリと呼出されます。

COPDでは、外向きに引っ張る力が低下する

　ところが肺胞壁が破壊されると、弾性線維も失われていきます。つまり、気管支を外向きに引っ張る力が減ります。また、肺胞自体の収縮も弱くなります（図4）。

　そのため呼気時に末梢の気管支が収縮し、息を吐くのに抵抗がかかって、なかなか吐けなくなってきます。

　加えて、気管支の炎症で気管支自体の径が小さくなることも、空気が通りにくくなる原因になります。吐きにくいもので余計に力を入れれば入れるほど、陽圧をかけるほど、気管支にも陽圧がかかって閉塞してしまいます。

　結果、息がなかなか吐けない→吐ききれない空気がだんだん溜まってきて肺が伸びる→肺の過膨張と閉塞性障害、という現象につながります。

　その結果として、胸部X線画像で見られる所見、身体診察で見られる所見のさまざまな変化が出てくるのです。

図3　気管支と肺胞の関係（健常時）

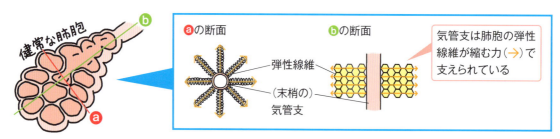

図4　気管支と肺胞の関係（COPDの場合）

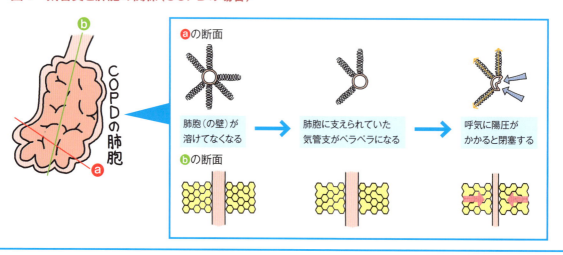

間質性肺炎（薬剤性肺障害）を疑ったときのアセスメント

■ 間質性肺炎では何が起こる？

- 肺胞壁（肺の間質）に炎症が起こり、その結果、肺胞壁内に浮腫＝水が溜まります。
- 比較的まれな疾患ですが、昨今では新薬や健康食品などを含め、薬剤による間質性肺炎が増えています。

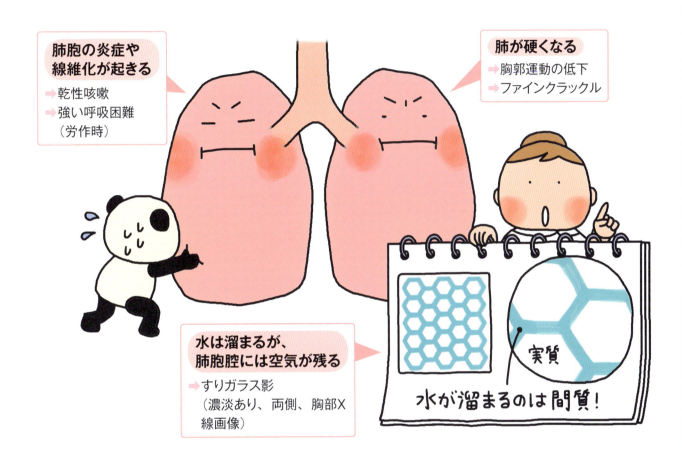

コラム　薬剤性肺障害

薬剤性肺障害は薬剤の投与によって引き起こされる肺の障害です。障害のパターンはいくつかありますが、間質性肺炎が最も多いのでこちらで取り上げます。

因果関係が明らかになっている薬剤も少なくありませんが、特に抗がん剤や抗リウマチ薬などで多く見られます（表1）。最近新しく発売された薬剤でも問題になっているので注意が必要です。

表1　薬剤性肺障害に注意が必要な薬剤

抗がん剤	● ゲフィチニブ（イレッサ®）などの分子標的薬
抗リウマチ薬	● レフルノミド（アラバ®）などの生物学的製剤 ● メトトレキサート（リウマトレックス®）など

間質性肺炎（薬剤性肺障害）を疑ったときのアセスメント

■アセスメントの流れ

1. 症状

間質性肺炎の症状としては乾性咳嗽、労作時に強い呼吸困難が見られます。

2. 視診・触診

線維化が強くなると、肺が硬くなって拘束性障害となり、呼吸に伴う胸郭運動が小さくなってきます。

呼吸に伴う胸郭運動は手を胸壁に置いても感じることができますから、視診と触診を併せて確認します。

3. 聴診

間質性肺炎がある場所では、吸気時の後半にファインクラックル（だんだん大きくなる「パチパチパチパチ……」と弾けるような音）が聴取されます。ファインクラックルは、間質の病変に特徴的な音といわれています。

4. 胸部X線画像

肺胞壁内に浮腫＝水が溜まりますが、肺胞腔には空気が残っているため、もともとの肺の濃度よりも少し白っぽい、すりガラス影をきたします（図1、2）。

胸部X線画像の特徴は、まずは病変の部位です。「両側びまん性に存在する」ということです。びまん性というのは、あまねく広く、全体的に、という意味ですが、もちろん病変の濃淡はあるものの、両側の肺、全体的に陰影が存在することが多いのが特徴です。間質性肺炎で最も多い特発性肺線維症では、両側下肺野に最も強い陰影が見られますが、薬剤性肺障害（p.111・コラム）では均等に見られることも少なくありません。

陰影の性状はすりガラス影、すなわち、浸潤影ほど真っ白ではないものの、うっすらと白くなるような陰影です。

増悪した場合、陰影の濃度が濃くなり（白っぽくなり）、陰影の存在する範囲も拡がります。

5. +α

検査値では、一般的なものではLDHの上昇が見られることが多いです。疾患に特徴的な検査値としては、KL-6[*1]やSP-A[*2]、SP-D[*3]などの上昇が見られると、間質性肺炎の可能性が高いです。

対応はこうする！

■**間質性肺炎であることが確認できた場合**
- 間質性肺炎では労作時に著しい低酸素血症となります。そのため、まず労作時の息切れがないかどうか、低酸素血症がないかどうかを確認します。
- 間質性肺炎の原因が薬剤である場合には早急にそれを中止する必要がありますから、最近新しく内服を開始した、あるいは変更した薬剤、健康食品、サプリメントなどがあるかどうかを確認すると、早めに対応できてよいと思います。

[*1]【KL-6】＝sialylated carbohydrate antigen KL-6、シアル化糖鎖抗原KL-6。
[*2]【SP-A】＝surfactant protein-A、サーファクタントタンパク質A。
[*3]【SP-D】＝surfactant protein-D、サーファクタントタンパク質D。

図1　薬剤性間質性肺炎の胸部X線画像

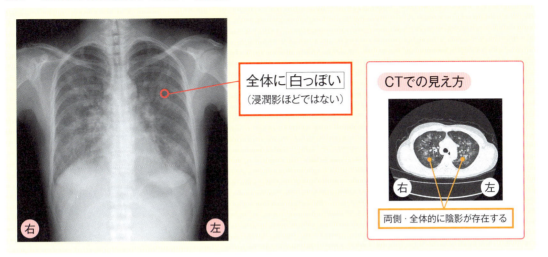

全体に 白っぽい （浸潤影ほどではない）

CTでの見え方

両側・全体的に陰影が存在する

図2　間質性肺炎での見え方

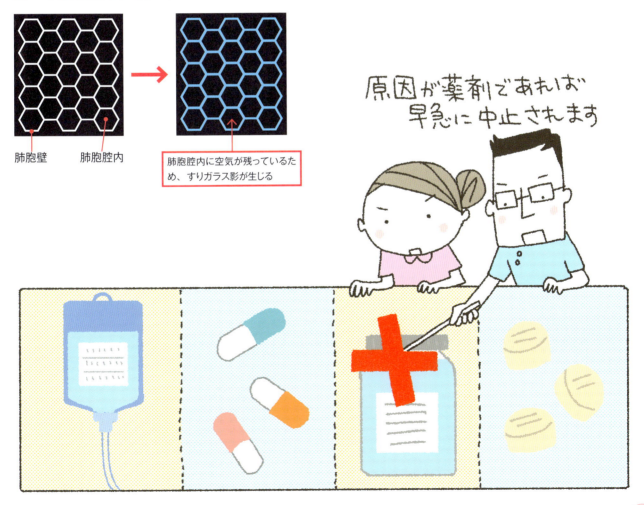

肺胞壁　肺胞腔内

肺胞腔内に空気が残っているため、すりガラス影が生じる

原因が薬剤であれば早急に中止されます

喘息発作を疑ったときのアセスメント

■喘息発作では何が起こる？

- 喘息は慢性に気道のアレルギー性炎症があり、それによって気道過敏性の亢進と可逆性の気道閉塞をきたす疾患です。
- 吸入ステロイドの普及によって、喘息発作を救急の場面で見かけることはずいぶん減りました。
- 病棟で気をつけたいのは、不用意なNSAIDsの投薬によってアスピリン喘息発作を誘発してしまうことです。他疾患で入院中の患者でも、喘息の既往やNSAIDs使用で咳や呼吸困難をきたした経験がある場合、医師に報告しましょう。

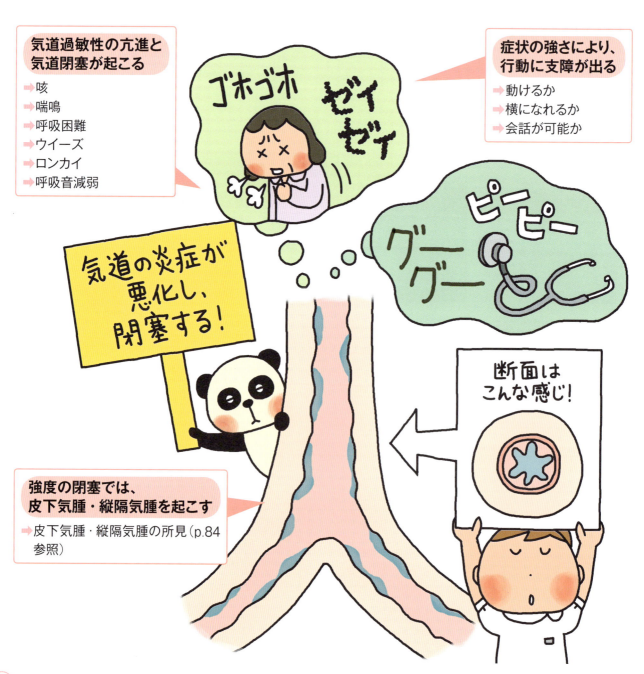

気道過敏性の亢進と気道閉塞が起こる
- 咳
- 喘鳴
- 呼吸困難
- ウイーズ
- ロンカイ
- 呼吸音減弱

症状の強さにより、行動に支障が出る
- 動けるか
- 横になれるか
- 会話が可能か

気道の炎症が悪化し、閉塞する！

強度の閉塞では、皮下気腫・縦隔気腫を起こす
- 皮下気腫・縦隔気腫の所見（p.84参照）

断面はこんな感じ！

■アセスメントの流れ

1. 症状

咳、喘鳴、呼吸困難が繰り返し起こります。発作が起こりやすいのは上気道炎などの感染後、ハウスダストやペット、カビなどアレルゲンを吸入したとき、タバコや香水など刺激性のある物質を吸入したとき、季節の変わり目で温度変化が著しいときやストレスなどが挙げられます。

入院中では、手術などのストレス、発熱時や術後の疼痛に使うNSAIDs投与（アスピリン喘息の場合）などがきっかけになりえます。

2. 視診・触診

発作の強度はおおよその呼吸状態、動作でわかります（図1）。

それ以外に、皮膚の不自然な膨隆（皮下気腫や縦隔気腫の存在を示唆）がないか注意します。膨隆している箇所があれば、触診して皮下気腫や縦隔気腫の有無を確認します。

皮下気腫や縦隔気腫があるというのは、かなり閉塞が高度で危険な徴候です。

図1 発作の強度のめやす

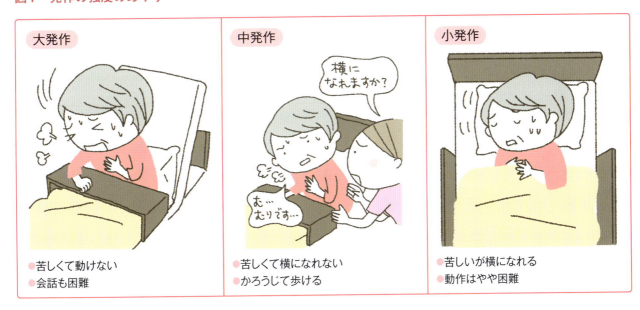

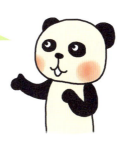

強度によって対応も変わります。「動けるか」「横になれるか」「会話ができるか」をアセスメントしておきましょう

喘息発作を疑ったときのアセスメント

3. 聴診

①典型的にはウイーズが聴こえる

喘息では聴診上、肺野において、比較的高い、笛のような音に聴こえる連続性ラ音の**ウイーズ**（wheezes、笛声音）を聴取するのが典型的です。なお、比較的低めの、鼾のように聴こえる連続性ラ音の**ロンカイ**（rhonchi、類鼾音）を聴取することもあります。

しかし、軽症喘息ではウイーズが聴こえにくく、強制呼気でやっと聴こえます。そのため、喘息発作を疑う場合には、**強制呼気をしてもらって**聴診したほうがよく聴こえます。

また、吸気時は陰圧によって肺が膨らもうとし、呼気時は縮もうとするため、呼気時のほうが吸気時よりも、いささか気道径が小さくなっています。それゆえに**呼気相**のほうが狭窄の度合いが強く、ウイーズが聴かれやすくなります。

これらのことから、ウイーズの聴こえ方からおおよそのピークフロー値（PEF）を予測できるとされており、**表1**のようにⅠ〜Ⅳ度に分けた分類があります。

注意点としては"音が強ければ強いほど発作も強いとは限らない"ということです。強度の狭窄（Ⅳ度）になると、空気が通らなくなって**呼吸音そのものが聴かれなくなります**（呼吸音減弱）。silent chestという恐ろしい状態です。

②ウイーズの聴こえ方と重症度（図2）

1）呼気時間中の長さ

表1の分類以外にも、呼気時間のうちどれだけ（の時間）ウイーズが聴こえるか、その時間が**長ければ長いほど通過障害の程度が強い**といわれています（ウイーズの時間と1秒量との相関があるようです）。

2）音の高さ

高音のウイーズは低音のものよりも通過障害が高度である、ということが示されています。

3）聴こえる箇所

聴診上、1か所で発生する音が1つの音ですが、気管支喘息では細気管支の狭窄は1本に限らず、むしろ発作時にはあちこちの細気管支が狭窄している状態であるため、あちこちで「ヒュー、ピー、キュー」といったいろいろな音程の音が聴こえることもあります。

このようにいろいろな音が同時に聴こえることを多音性（polyphonic）といいます。逆に軽い発作や軽快時には、比較的ハッキリしたウイーズが1つだけ聴かれることがあります。これを単音性（monophonic）といいます。

発作が強くなると、あちこちの細気管支が狭窄し、あちこちで音が発生します。したがって、**一般的に多音性のほうが、単音性よりも発作の強度が強い**とされます。

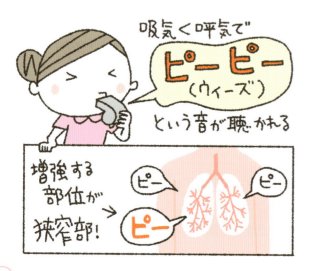

表1 ウイーズの分類（Johnsonの分類）

Ⅰ度	強制呼気時のみ聴取	→ PEF≒正常の70%
Ⅱ度	平静呼気時も聴取	→ PEF≒正常の50%
Ⅲ度	平静呼吸で呼気・吸気とも聴取	→ PEF≒正常の30%
Ⅳ度	呼吸音減弱、silent chest	→ PEF≒正常の20%

気管支拡張薬の吸入によって発作が軽快してくると、音の数が減り、持続時間が短くなってきます。分泌物による狭窄であれば、咳や体位によって移動したり、消失したりすることもあります。

4. 胸部X線画像

喘息発作で特に異常な陰影が出てくる、ということはありません。喘息発作時には肺内に入った空気が出にくくなるので、肺が膨らんで（過膨張）COPDに似た特徴的な所見となることがあります。

5. ＋α

解熱鎮痛薬を内服した、湿布薬を貼った、などがきっかけで突然大発作が生じたような場合、アスピリン喘息（NSAIDs過敏喘息）を疑う必要があります。というのは、アスピリン喘息はNSAIDsなどの使用により「突然、大きな発作」を引き起こし、危険な状態になるものの、NSAIDsを避けることで回避することが可能であるからです。喘息患者の10％程度に、アスピリン喘息の要素があるといわれています。

アスピリン喘息の特徴は、以下の通りです。
- 解熱鎮痛薬を内服した、湿布薬（NSAIDs含有）を貼った、などのきっかけで起こる。
- 鼻茸や副鼻腔炎が合併していることが多い。
- 嗅覚障害を伴う症例が多い。

これらの特徴があれば、医師や薬剤師に報告するとともに、以後の発作誘発を避けるためにNSAIDsを含む薬剤を避けるよう指導が必要です。

図2　ウイーズでわかる重症度

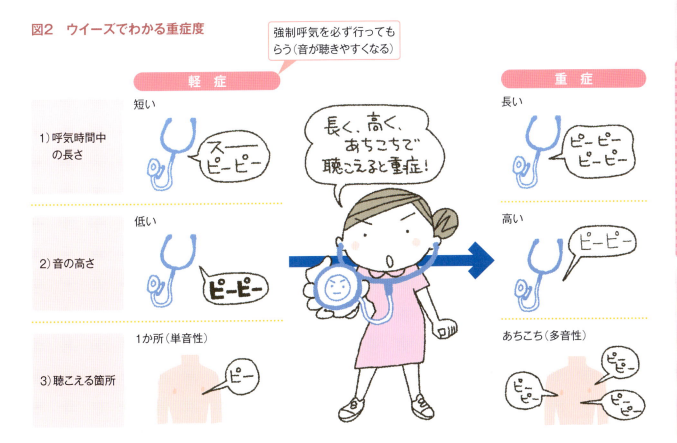

喘息発作を疑ったときのアセスメント

対応はこうする！

■ **小発作の場合**
- メプチン®などの気管支拡張薬吸入のため、ネブライザーを準備する。

■ **中発作の場合**
- ステロイド薬やアミノフィリン点滴静注を行うため、点滴の準備をする。

- SpO_2 が普段よりも低値（95％未満など）であれば酸素投与の準備。
- アドレナリン皮下注射を準備。

■ **大発作の場合**
- 上記治療、酸素投与にもかかわらず呼吸状態が不良であれば、NPPVや挿管など人工呼吸を準備する。

コラム　喘鳴＝喘息ではない！

　喘鳴は上気道狭窄によっても聴かれます（表2）。緊急性の高いものが多いため、「喘鳴があったら喘息でしょう」と思い込まないよう、注意が必要です。

　上気道狭窄によって聴かれる喘鳴の特徴は、吸気相に限り、よく聴こえる部位が頸部や口であることです（図3）。

　それに対してウイーズは、呼気時〜吸気・呼気の両方に、肺内で強く「ピー」などの音が聴取されます。ですからゼイゼイいっているのが聴こえたら、吸気時に聴こえるのか、呼気時なのかをよくよく確認しましょう。さらに、どの部位で強く聴かれているかを確認することで、上気道の狭窄か肺内のウイーズかを見きわめることができるのです。

表2　喘鳴の原因となる上気道狭窄

- クループ（喉頭の炎症）
- アナフィラキシー
- 百日咳
- 喉頭や気管のポリープ、腫瘍
- 急性喉頭蓋炎
- 異物
- 気管軟化症

図3　頸部での聴診

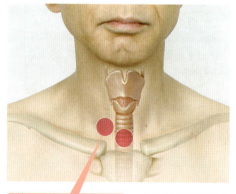
気管前面＝気管が体表に最も近い場所で聴く
● 聴診器を当てる部位

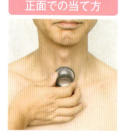
正面での当て方

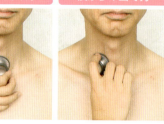
横からの当て方

正しい気管呼吸音

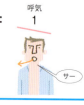
長さ　吸気 1 ： 呼気 1
● どちらでもよく聴こえる

まだまだある！ 胸部X線画像に写る疾患

1 肺がん

①胸部X線画像の読み方

- 肺がん症例における胸部X線画像の特徴は、いわゆる「結節」「腫瘤」といわれるような、丸いカタマリ状の陰影です。
- 結節も腫瘤もどちらもカタマリを表しますが、腫瘤というのは径3cm以上の、存在感のあるカタマリを、結節はそれ以下の大きさの（手頃な？）カタマリを表します。
- 肺野にぽつんとカタマリがあるような場合は、見つけるのはそれほど難しくはないでしょう。問題は一部、または全部が物陰に隠れている場合です。
- 図1のどこにカタマリがあるかが見えますでしょうか。この症例では心陰影に一部隠れていて、一見、見つけにくいですね。
- ここで、心陰影と重なっているということは、シルエットサイン（p.62）が使えます。
- この場合、左3弓とシルエットサイン陰性（＝線が消えていない）ですので、心臓とは接していない、下葉にあるとわかります。
- 3cmより少し大きいですから、「左下葉に腫瘤影があります」と読影できます。
- 増悪すると、腫瘤が大きくなってきます。また、肺内に転移して他の場所に結節ができてくることもあります。
- がんの発育は時間単位、日単位で起こるものではありませんから、大きくなってきていると悪化している、小さくなっていれば化学療法なり放射線療法が効いている、ということがわかる、という程度の意味合いになります。1分1秒を争う場面はあまりないでしょう。

②併せて行うアセスメント

- カタマリが中枢の気管支を圧迫して閉塞させてしまうと無気肺が生じます。また、カタマリが末梢に存在し、胸膜を超えると胸水が貯留してきます。それぞれのX線所見と、取るべき対応は、無気肺（p.86）、胸水（p.98）の項を参照してください。
- 無気肺や胸水を生じると、急に酸素化が悪くなったりしますから、そういう所見を見たら要注意！ SpO_2をはじめ、バイタルサインをすぐにチェックしましょう。
- 無気肺や胸水になると、それぞれ対応する身体診察所見が見られますが、腫瘤があるだけの場合は、よほど大きい腫瘤でもない限り、診察でわかるような変化は見られないことがほとんどです。なおさら胸部X線画像をしっかりと見ることが大切です。

図1　肺がんの胸部X線画像（心陰影に一部が重なった事例）

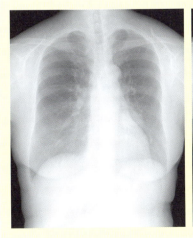
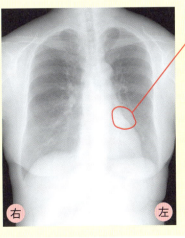
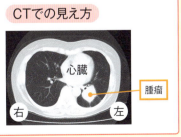

外向きに凸の白いカタマリが見える（この事例では、左3弓に重なる）

CTでの見え方

まだまだある！
胸部X線画像に写る疾患

2 肺結核・肺非結核性抗酸菌症

①胸部X線画像の読み方

- 肺結核では特徴的な胸部X線画像が見られます。有名なものは空洞を伴う結節影、腫瘤影です（図2）。
- 肺結核の病変は内部が乾酪壊死といってチーズのような壊死巣になり、それが気管支を通じて痰と一緒に流出することで、病変内にゴボッと穴が空いてきます。
- 空洞ができるほど大きくなっていない病変は粒状影が集まって見えますし、それ以外にリンパ節や気管支結核で見られる無気肺(p.86)、結核性胸膜炎で見られる胸水(p.98)も所見としては重要です。
- また、肺炎のような浸潤影をきたすこともあり、結核の陰影は多種多様であるといえます。「どんな陰影であっても結核を否定してはいけない」ともいわれます。
- 肺非結核性抗酸菌症症例では、粒状影、結節影や腫瘤影が主体です。無気肺をつくることや、胸水貯留はそれほどありません。
- 増悪した場合は、結節や腫瘤の場合は大きくなります。空洞もそれに伴って大きくなっていくことが多いです。病変の数が増えることもありますし、胸水でしたら量が増えていきます。

②併せて行うアセスメント

- 肺結核では、個室隔離の必要性を確認、準備します。
- 肺非結核性抗酸菌症では、呼吸困難以外の自覚症状（咳・痰・血痰・喀血、全身倦怠感、やせなど）を確認します。
- 身体診察上は痰の分泌が増えているとコースクラックルが聴取されます。また気管支結核などで気道が狭窄していればウイーズやロンカイが聴取されます。
- 診断および感染性の評価のため、喀痰検査(塗抹、培養、PCR)が行われます。

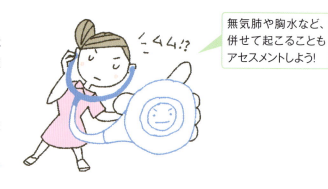

無気肺や胸水など、併せて起こることもアセスメントしよう！

図2 肺結核の胸部X線画像

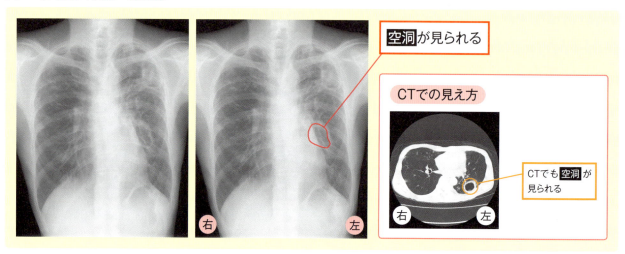

空洞が見られる

CTでの見え方

CTでも空洞が見られる

Part 4

人工呼吸器装着中のアセスメント

　人工呼吸器装着中には、装着に伴うさまざまな合併症が起こりえます。人工呼吸器を装着しているということは、当然患者の状態がよろしくないわけで、迅速な評価・対応が求められます。

　それでいて、人工呼吸器を装着していると、気軽に胸部X線写真撮影をするわけにはいきません。ポータブルX線写真を撮ることになりますが、施設によっては必ずしもすぐ対応できないこともあるでしょう。また、そうそう何度も撮るわけにはいきません。ですから身体診察で「ある程度」胸郭内のことが推測できれば、それに越したことはないわけです。

　「人工呼吸中にアラームが鳴った！」「SpO_2が低下した！」など何らかのトラブル、緊急事態があったときに、ある程度どのようなことが起こりうるのか、想定しておくことはとっても大切です。

■考えられる合併症

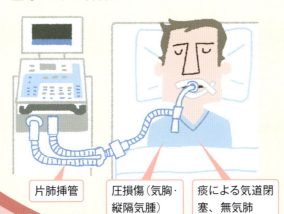

片肺挿管 / 圧損傷（気胸・縦隔気腫） / 痰による気道閉塞、無気肺

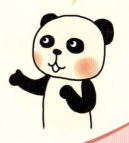

Part4ではこれらの合併症の鑑別と、気管吸引前後のアセスメントを取り上げます

人工呼吸器装着中の合併症のアセスメント

Point 1 合併症はモニタ上の所見だけでは見分けられない

　片肺挿管、圧損傷、痰による無気肺のいずれでも共通して現れる所見は、モニタ上の気道内圧の上昇（従量式）、1回換気量の低下（従圧式）です。また、SpO₂の低下や血圧低下にも注意しましょう（図1）。

　ただし、モニタ上の所見が共通しているということは、モニタだけではこれら3つの違いはわからないということでもあります。そのため、身体診察を行って見分ける必要が出てくるのです。

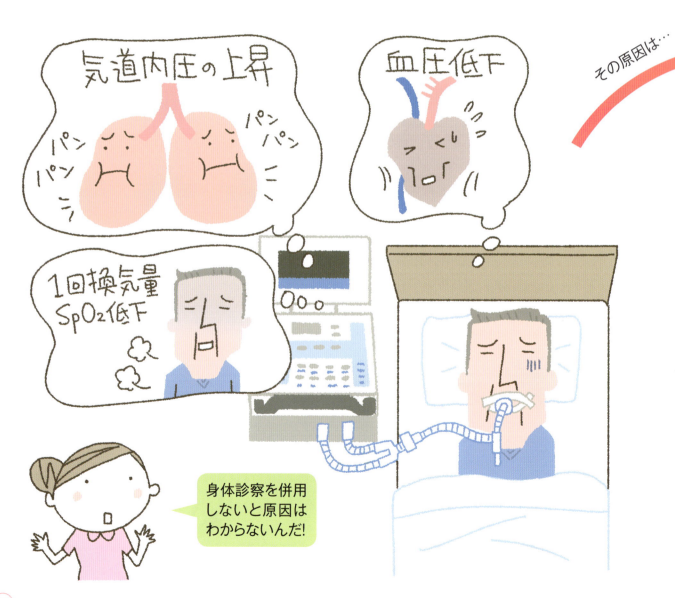

身体診察を併用しないと原因はわからないんだ！

図1　人工呼吸器使用中の合併症のメカニズムと、モニタでわかる所見

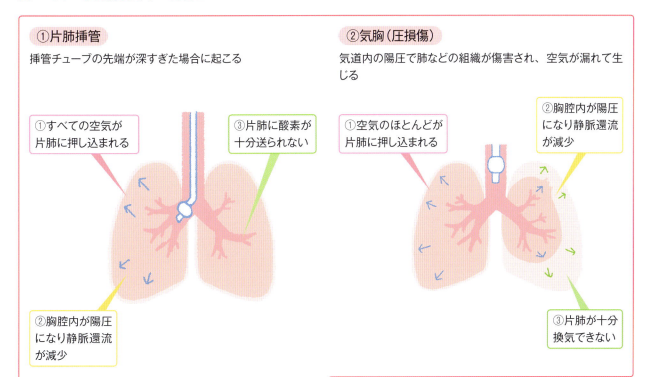

①片肺挿管
挿管チューブの先端が深すぎた場合に起こる
- ①すべての空気が片肺に押し込まれる
- ②胸腔内が陽圧になり静脈還流が減少
- ③片肺に酸素が十分送られない

②気胸（圧損傷）
気道内の陽圧で肺などの組織が傷害され、空気が漏れて生じる
- ①空気のほとんどが片肺に押し込まれる
- ②胸腔内が陽圧になり静脈還流が減少
- ③片肺が十分換気できない

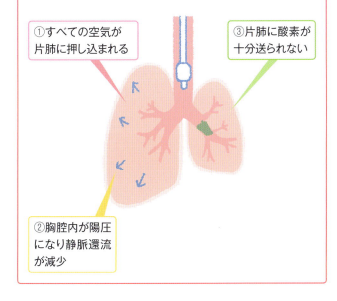

③無気肺
空気の出入りがなくなって、胸腔内の空気が血管から吸収され肺がしぼむ
- ①すべての空気が片肺に押し込まれる
- ②胸腔内が陽圧になり静脈還流が減少
- ③片肺に酸素が十分送られない

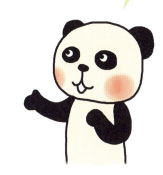

次ページから、この3つの見分け方を見ていきましょう

人工呼吸器装着中の
合併症のアセスメント

Point 2 身体診察を用いた合併症の見分け方

❶ 片肺挿管を疑うときのアセスメントと対応

　挿管チューブは正しく気管内に先端を留置しておく必要があります。浅すぎては抜けてしまいますし、深すぎると左右のどちらか片側に入ってしまう「片肺挿管」になってしまいます。角度的には右主気管支のほうが分岐の角度がまっすぐに近いので、挿管チューブは右に入りやすいものです。

　片肺挿管になると、それまで両肺に入っていた空気が片側の肺に押し込まれるわけですから、具体的にモニタ上ではPoint①で挙げたような所見が見られます。そこで、アセスメントすべきポイントは**図2**のとおりです。

1）チューブの挿入長の確認
　まずはチューブが門歯のところで何cm入っているかを確認します。挿管直後、あるいは直近の記録に比べて深ければ、「入りすぎ」を疑う必要があります。

2）視診・触診・聴診
　また、胸郭の呼吸運動を左右差に注意して観察します。深く入りすぎている（チューブが入っている）ほうの肺には呼吸運動で空気が出入りしますが、入っていないほうの肺は空気が出入りしませんので、入っていないほうの胸郭運動が低下します。

　チューブが入っていないほうの肺では呼吸音が発生しません（呼吸音減弱・消失）。中枢に近い場所では反対側の呼吸音が伝わってくるので若干聴こえますが、それでも音は小さくなります。

図2　片肺挿管時に見られる所見

チューブの挿入長の確認
- 挿管直後、あるいは直近の記録時より深くなっていないか

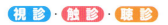
- 片側の胸郭運動の低下
- 片側の呼吸音減弱・消失

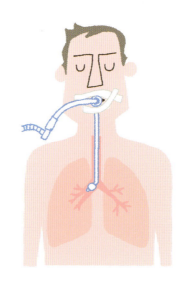

胸部X線画像
- 位置の異常

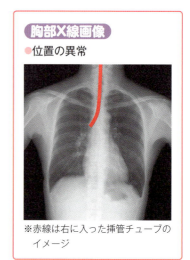

※赤線は右に入った挿管チューブのイメージ

ナースの対応

　チューブ先端の位置が以前と違っていれば、指定された位置までチューブをずらし、固定のやりなおしをする必要があります。確認、固定はドクターにより行うことが多いと思いますので、ドクターコールをします。

　先端の位置が適正であるかどうか確認するにはポータブルX線写真を見る必要があるため、撮影の準備も行いましょう。ちなみに気管支鏡がすぐに使えるICUなどでは、気管支鏡で先端の位置を確認できれば、迅速に先端位置の確認ができます。

　X線画像でどのような所見が見られるはずであるか、ということを知っておくといいでしょう（**図2**）。先端の位置は、気管分岐部より2〜4cm上の高さに留置されていることが望ましいです。

❷ 気胸（圧損傷）を疑うときのアセスメントと対応

　「人工呼吸中にアラームが鳴った！」「SpO₂が低下した！」など、何らかのトラブル、緊急事態があったときに想定される鑑別の1つが圧損傷です。

　圧損傷とは、気道内が陽圧になっていることで肺や気道などの組織が傷害され、空気が漏れて生じた、気胸や縦隔気腫などを指します（**表1**）。いずれの場合にも、陽圧換気下ではどんどん空気が漏れ出すので、気胸が緊張性となってショックなど急変につながります。

　気胸の場合、モニタ上、具体的に起こることは片肺挿管と同様です。そこで身体診察の出番です（**図3**）。アセスメントと対応の詳細は、Part 3「緊張性気胸（p.80）」の章を参照してください。

表1　圧損傷の種類

気胸	胸郭内に空気漏れ
皮下気腫	皮下に空気漏れ
縦隔気腫	縦隔内に空気漏れ

図3　気胸・緊張性気胸時の所見と鑑別ポイント

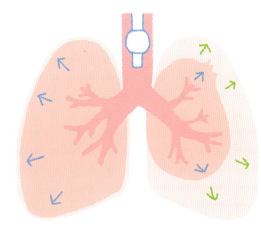

視診
- 患側の胸郭の膨らみ
- 頸静脈怒張

緊張性気胸！

触診
- 皮下気腫で握雪感

緊張性気胸！

打診
- 患側で鼓音

聴診
- 患側で呼吸音減弱
- 皮下気腫で「プチプチ」という音
- 縦隔気腫でハンマン徴候

胸部X線画像
- 気管が健側に寄る

緊張性気胸！

人工呼吸器装着中の
合併症のアセスメント

❸ 無気肺を疑うときのアセスメントと対応

　元気なときには、体動や咳払いなどで気道内に分泌された粘液が痰となって移動し喀出できるのですが、人工呼吸器装着中は体動もなく、咳払いをするわけでもなく、"痰を動かす活動"が乏しくなるため、どうしても気道内に痰が溜まります。

　そのため通常は吸引や体位変換で気道内の痰を除去するわけですが、どうしても限界があり、完全には除去できません。結果、痰が粘稠になり、気道を閉塞します。

それだけでも気道内圧が上昇し、1回換気量が低下しますが、さらに無気肺が生じるとSpO$_2$が低下するのです。

　これらの、モニタ上で起こるできごとは、これまでに挙げた片肺挿管や気胸と同じような現象です。そこで、身体診察をしてみましょう（**図4**）。アセスメントと対応の詳細は、Part 3「無気肺（p.86）」の章を参照してください。

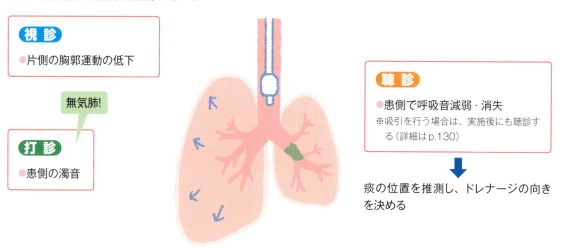

図4　無気肺の所見と鑑別ポイント

視診
- 片側の胸郭運動の低下

無気肺!

打診
- 患側の濁音

聴診
- 患側で呼吸音減弱・消失
※吸引を行う場合は、実施後にも聴診する（詳細はp.130）

→ 痰の位置を推測し、ドレナージの向きを決める

Point 3 気管吸引実施前後のアセスメント

　ピーピーと呼吸器のアラームが鳴っている。患者のところに行ってみると、モニタの気道内圧が上昇し、1回換気量、分時換気量が低下しています。SpO_2も低下し、血圧も低下している。さて、どうしますか？
　まずは吸引をしてみる！　これは痰の閉塞による無気肺を予防するためです。正しい手技で行われる吸引によって、迅速に気道閉塞を解除できる可能性があるため、まず吸引が勧められます。
　ただし、気管分岐角の角度は、右の主気管支のほうがよりまっすぐに近くなっています。そのため、ただチューブを挿入すると右に入りがちで（**図5**）、左の主気管支より末梢の痰が除去できていないケースもしばしばあります。そもそもそこまで深く挿入することは気道を傷つける可能性があるため、むやみには行わないよう勧められています。
　ここからは気管吸引実施前〜実施後のアセスメントについて解説します。

図5　吸引チューブは右に入りやすい

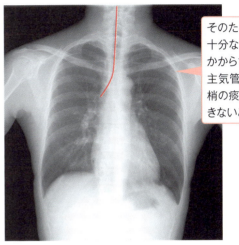

そのため、左に十分な吸引圧がかからず、左の主気管支より末梢の痰が除去できないことも

実施前　→　実施中　→　実施後

人工呼吸器装着中の 合併症のアセスメント

1 気管吸引実施前のアセスメント（図6）

痰が溜まって粘稠になり、気道をふさいで無気肺を招きます。それを予防するため、通常は、吸引や体位変換で気道内の痰を除去します。

まず、口から出ている気管チューブ内に痰が見えたら、すぐに吸引します。この状態だと気管〜気管支内にも分泌物が多いかもしれないため、聴診や触診を行いよく観察します。

痰が溜まってくるとどのような音が聴こえるか。痰が粘稠で、気道が狭窄するような状態であれば、狭窄音であるロンカイやウイーズが、呼気優位に聴取されます。比較的太い気管支内の痰によっては、コースクラックルが吸気時優位に発生してくることもあります。気管支内の痰が震えると、胸壁の触診で振動を感じることもあります。

また、気道が、狭窄というよりも閉塞、に近い状態になれば、片側の呼吸音減弱が認められるかもしれません。

上記のような副雑音が聴こえたら、注意すべきポイントは、「よく聴こえる場所」、そして「その場所で以前にも同じような音が聴かれていたか」です（図7）。

1）よく聴こえる場所は"狭窄部位"か"痰のある場所"

よく聴こえる場所は狭窄している、あるいは痰が存在する場所を表します。胸骨角が気管分岐部の高さですから、そこからどの程度離れているかで、中枢か末梢かわかるでしょう（図8）。その場所を記録します。

以前からずっと、同じ場所で同じ音が聴かれている場合は、おそらくその場所には痰があるのではなく、気道の狭窄病変があるのだろうと考えられます。通常こういう場合はロンカイが多いのですが、ウイーズも生じることがあります。

2）急に聴こえるときは痰の可能性が高い

以前にはなかった音が急に聴取されるようになった場合、それは痰による副雑音でしょう。気管分岐部付近の中枢気道で聴取される場合、吸引で除去できる可能性が高いです。その音が、気管吸引の前後でどう変わるか、その変化に注目します。

図6　吸引前のアセスメント

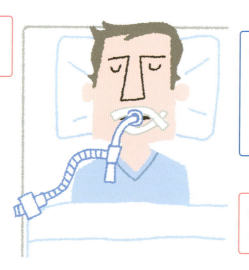

図7　副雑音が聴かれた場合のアセスメント

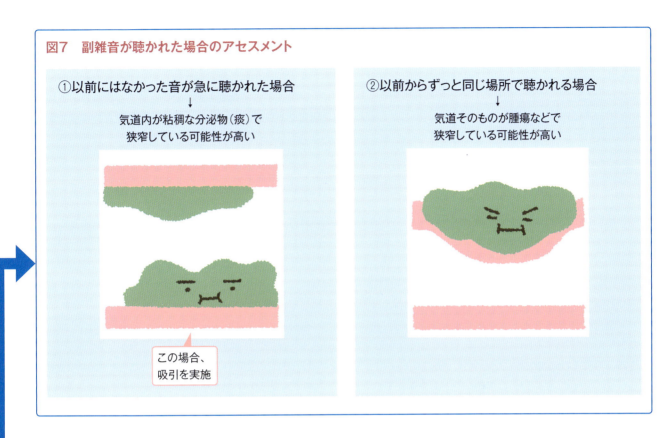

図8　痰の位置を聴診で確認する

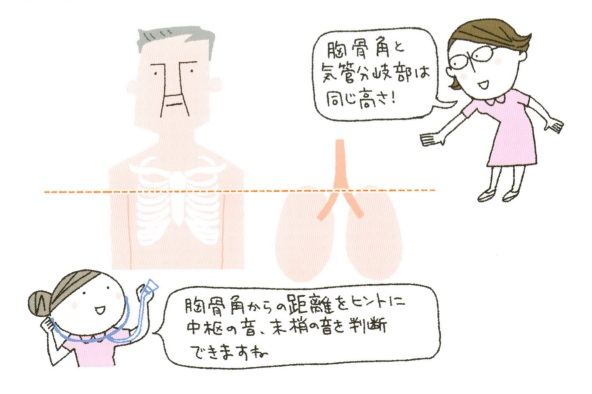

人工呼吸器装着中の 合併症のアセスメント

❷ 気管吸引実施中のアセスメント

常にモニタをチェックしながら吸引し、血圧、心拍、頭蓋内圧などモニタ上異常が見られたらすぐに吸引を中止します。異常が続く場合はドクターコールをしましょう。

吸引に伴う合併症には、酸素飽和度の低下や気管粘膜の損傷、出血が頻度の多い合併症です。まれに、血圧の変化や不整脈、頭蓋内圧亢進なども危険な合併症であるため、気をつけて観察を行います。

❸ 気管吸引実施後のアセスメント

吸引前にはよく聴こえていた副雑音が、吸引後に聴かれなくなった場合は、痰が無事に吸引できたと考えます。

音が残っていれば、痰が完全に除去できていないということ。もうちょっと吸引を試みたいですが、その際は吸引したことで生じる合併症がないことを確認しましょう。実施する際も、あくまで無理やりではなく、やさしく吸引してください。

片側の呼吸音の減弱があった場合も、吸引によって呼吸音が復活すれば、痰の除去に成功したと考えられます。

1）吸引後はモニタで値の回復を確認

吸引後に評価すべきは呼吸音だけではありません。モニタで気道内圧、1回換気量、それにSpO₂値などを確認しましょう。異常な値であったのが元に戻ってくることを確認できれば、吸引の効果があり、痰が除去できたと評価できます。

左右どちらか一方に痰が溜まりやすい、ということであれば、溜まりやすいほうを上にする側臥位にして、体位ドレナージを促すのもよいでしょう（p.89・図5）。例えば聴診で左に痰が溜まっていそうだとわかれば、右を下にしてドレナージを図ります。呼吸理学療法なども併用して、排痰に努めましょう。

もちろん、痰の貯留を予防するために、適正な加温加湿を行うこと、脱水など、全身の体液調節がうまくいっているかどうかをアセスメントすること、これらが大切であることはいうまでもありません。

2）吸引後に状況が変わらない場合

吸引をしても状況が変わらない場合、痰による気道の閉塞以外に、前項に挙げた「片肺挿管」「気胸」の可能性があるため、観察事項をよく確認しましょう。いずれの場合もドクターコールを行います。そして胸部X線写真撮影が必要になるため、迅速に準備します。

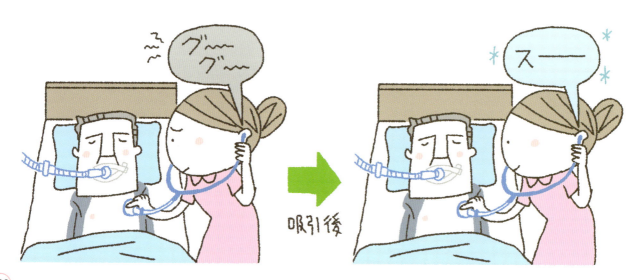

参考文献一覧

1. 福井次矢, 井部俊子, 監修：ベイツ診察法, 胸郭と肺. メディカル・サイエンス・インターナショナル, 東京, 2008：242-265.
2. 長尾大志：やさしイイ血ガス・呼吸管理 ベストティーチャーに教わる人工呼吸管理の基本と病態別アプローチ. 日本医事新報社, 東京, 2016.
3. 長尾大志：ベストティーチャーが教える！ すぐ試したくなる！ 胸部X線写真 見方・考え方（連載第3回）. 呼吸器・循環器 達人ナース 2014；35（3）：1-7.
4. 日本呼吸器学会COPDガイドライン第4版作成委員会：COPD（慢性閉塞性肺疾患）診断と治療のためのガイドライン 第4版. メディカルレビュー社, 大阪, 2014.
5. 柴田寿彦, 長田芳幸 翻訳：マクギーの身体診断学 肺の聴診. 診断と治療社, 東京, 2014：231-235.

索　引

和文索引

あ
握雪感 ······················· 14, 84
アシデミア ················· 40, 41
アシドーシス ···················· 41
アスピリン喘息 ··············· 114
圧迫性無気肺 ···················· 101
アナフィラキシー ····· 70, 75, 118
アニオンギャップ ··············· 50
粗い断続性ラ音 ··················· 24
アルカレミア ················· 40, 41
アルカローシス ···················· 41

い
Ⅰ型呼吸不全 ··················· 10, 42

う
ウイーズ ········· 24, 70, 72, 105, 116, 128
うっ血性心不全 ················· 104

え
塩基過剰 ····························· 55

お
横隔膜 ································ 6

か
外呼吸 ····························· 4, 5
過換気症候群 ················· 42, 49
拡散 ··································· 4
ガス交換 ··························· 4, 8
片肺挿管 ····················· 123, 124
下肺野 ······························· 64
下葉 ························· 2, 63, 64
間質性肺炎 ······ 25, 33, 59, 72, 74, 75, 111
乾性咳嗽 ··························· 112

き
気管吸引 ··························· 127
気管呼吸音 ··························· 18
気管支呼吸音 ···················· 18, 20
気管支呼吸音化 ·············· 18, 73, 92
気管支喘息 ···················· 25, 36, 38
気管支肺胞呼吸音 ··················· 18
気管分岐部 ···························· 2, 20
気胸 ···· 8, 13, 14, 17, 23, 26, 33, 66, 71, 74, 75, 76
気胸（圧損傷） ···················· 123, 125
気道 ······································· 2
気道異物 ························· 70, 75
吸引 ··································· 89
急性気管支炎 ························ 75
胸腔ドレナージ ············· 77, 82, 100
胸腔内圧 ································ 6
胸水 ··· 8, 14, 17, 23, 33, 68, 74, 75, 98, 106, 119, 120
強制呼気 ······························· 116
胸痛 ···································· 77
胸膜炎 ····················· 13, 14, 26, 73, 75
胸膜摩擦音 ·························· 24, 73
共鳴音 ································· 16
緊張性気胸 ···························· 80

く
クスマウル（大）呼吸 ··············· 13
口すぼめ呼吸 ························ 108

け
頸静脈圧上昇 ························ 105
頸静脈怒張 ····················· 81, 125
血圧低下 ···················· 81, 84, 98

こ
高音性連続性ラ音 ···················· 24
高吸収域 ······························· 58
拘束性障害 ···················· 12, 33, 112
高二酸化炭素血症 ········· 10, 40, 42, 48
誤嚥性肺炎 ························· 75, 95
鼓音 ·············· 17, 74, 77, 81, 108, 125
呼吸運動の左右差 ···················· 13
呼吸音減弱
　······ 23, 70, 71, 72, 74, 77, 82, 92, 99, 108, 116, 124, 125, 126, 128
呼吸音消失 ···················· 87, 124, 126
呼吸困難 ······· 70, 77, 86, 91, 98, 102, 112
呼吸数 ································· 13
呼吸性アシドーシス ········· 41, 44, 48
呼吸性アルカローシス ······· 41, 46, 48
呼吸のリズム ························ 13
呼吸不全 ······························ 10
呼吸補助筋 ····························· 6
コースクラックル
　·················· 24, 73, 74, 92, 103, 105, 128
細かい断続性ラ音 ···················· 24

さ
最大吸気位 ···························· 31
最大呼気位 ···························· 31

し
縦隔気腫 ········· 26, 77, 81, 82, 84, 115, 125
臭診 ··································· 13
上気道狭窄 ···················· 70, 118
上肺野 ································· 64
上葉 ························· 2, 63, 64
徐呼吸 ································ 13
触覚振盪 ······························ 14
シルエットサイン ······ 62, 93, 96, 119
心陰影 ································ 67
心音 ································· 105
心拡大 ··························· 15, 105

し

浸潤影 …………… 58, 93, 103, 106
心尖拍動 …………… 15, 105, 108
心不全 …………………… 15, 73, 75

す

水泡音 …………………………… 24
スクウォーク …………………… 24
すりガラス影 ……… 59, 103, 106, 112

せ

声音振盪 …………… 14, 73, 91, 99
正常呼吸音 ……………………… 18
咳 …………………… 77, 86, 91, 102, 108
全身倦怠感 ……………………… 98
喘息 ………………………… 72, 75, 114
喘鳴 ……………………………… 118
喘鳴(頸部) ………………… 70, 118

そ

側弯 ……………………………… 12

た

体位ドレナージ ………………… 89
代謝性アシドーシス …… 43, 50, 53, 55
代謝性アルカローシス … 43, 52, 53, 55
代償 ………………… 43, 49, 53, 54
濁音 …… 17, 73, 74, 87, 91, 99, 103, 126
濁音界 …………………………… 108
脱水 …………………………… 94, 96
樽状胸郭 …………………… 12, 108
痰 ……………………… 91, 108, 127
断続性ラ音 ……………………… 24

ち

チアノーゼ ……………………… 81, 105
チェーンストークス呼吸 ………… 13
中肺野 …………………………… 64
中葉 …………………………… 2, 63, 64
聴診の進め方 …………………… 22

て

低音性連続性ラ音 ……………… 24
低換気 ……………………… 10, 48
低吸収域 ………………………… 58
低酸素血症 ………… 8, 98, 103, 112
滴状心 …………………………… 108
笛声音 …………………………… 24

と

特発性肺線維症 ……………… 112
努力肺活量 …………………… 34, 38

な

内呼吸 …………………………… 4

に

II型呼吸不全 ………………… 10, 42

ね

捻髪音 …………………………… 24

は

肺炎 ……… 8, 14, 33, 58, 73, 75, 90
肺活量 …………………………… 31
肺がん ………………… 59, 75, 119
肺機能検査 ……………………… 31
肺区域 …………………………… 63
肺結核 ……… 8, 33, 66, 74, 75, 120
肺水腫 ……… 8, 25, 33, 59, 102, 104
肺線維症 …………………… 33, 66
肺尖部 …………………………… 64
肺非結核性抗酸菌症
 ………………… 8, 33, 66, 74, 75, 120
肺胞 ……………………………… 2
肺胞呼吸音 …………………… 18, 21
肺胞の障害 ……………………… 8, 10
肺門部 …………………………… 64
発熱 ……………………………… 91
ハンマン徴候 …………… 24, 82, 85

ひ

ビオー呼吸 ……………………… 13
皮下気腫 …… 14, 77, 81, 82, 84, 115, 125
ピークフロー ………………… 39, 116
左上葉(上区) ………………… 2, 63, 64
左上葉(舌区) ………………… 2, 63, 64
皮膚ツルゴール ………………… 94
頻呼吸 ……………… 9, 13, 81, 91, 102
頻拍 ……………………………… 9
頻脈 ……………………… 81, 91, 105

ふ

ファインクラックル
 ……………… 24, 72, 74, 103, 105, 112
副雑音 …………………………… 23, 24
フローボリューム曲線 ………… 34, 39

へ

閉塞性障害 …………………… 36, 108

ほ

ポータブル写真 ……………… 67, 68

ま

慢性閉塞性肺疾患 ……………… 107

む

無気肺
 …… 8, 13, 14, 17, 23, 33, 66, 68, 74, 75, 86, 100, 119, 120, 123, 126, 127

や

ヤギ声 …………………………… 92
薬剤性肺障害 ………………… 33, 111

よ

予測肺活量 ……………………… 33

ら

ラ音 ……………………………… 24

る

類鼾音 …… 24

れ

連続性ラ音 …… 24

ろ

漏斗胸 …… 12
肋骨横隔膜角 …… 60, 99
ロンカイ …… 24, 70, 72, 116, 128

数字・欧文索引

1秒率 …… 36, 38, 107
1秒量 …… 36
1回換気量 …… 6
％1秒量 …… 36, 38, 107
％肺活量 …… 33
％VC …… 33
A-DROPシステム …… 94
AP像 …… 67, 68
ARDS …… 33, **102**
BE …… 55
CO_2ナルコーシス …… 10, 42
COPD …… 6, 8, 12, 15, 23, 33, 36, 38, 42, 54, 58, 66, 72, 74, 75, **107**
deep sulcus sign …… 79
FVC …… 34
HCO_3^- …… 40, 43
PA像 …… 67, 68
$PaCO_2$ …… 40, 41
PEF …… 116
pH …… 40, 41, 43, 54
SVC …… 31
VC …… 31

まるごと図解　呼吸の見かた

2016年12月14日　第1版第1刷発行	著　者	長尾　大志
2021年 4月10日　第1版第6刷発行	発行者	有賀　洋文
	発行所	株式会社　照林社
		〒112-0002
		東京都文京区小石川2丁目3－23
		電　話　03－3815－4921（編集）
		03－5689－7377（営業）
		http://www.shorinsha.co.jp/
	印刷所	共同印刷株式会社

- 本書に掲載された著作物（記事・写真・イラスト等）の翻訳・複写・転載・データベースへの取り込み、および送信に関する許諾権は、照林社が保有します。
- 本書の無断複写は、著作権法上での例外を除き禁じられています。本書を複写される場合は、事前に許諾を受けてください。また、本書をスキャンしてPDF化するなどの電子化は、私的使用に限り著作権法上認められていますが、代行業者等の第三者による電子データ化および書籍化は、いかなる場合も認められていません。
- 万一、落丁・乱丁などの不良品がございましたら、「制作部」あてにお送りください。送料小社負担にて良品とお取り替えいたします（制作部 0120－87－1174）。

検印省略（定価はカバーに表示してあります）
ISBN978-4-7965-2397-4
©Taishi Nagao/2016/Printed in Japan